护士查房系列

U0210499

骨科护理教学查房

（第3版）

主　编　朱建英　秦柳花　陈丽文　冯娟文
副主编　汪小冬　贺建华　傅利勤
编　者　（以姓氏笔画为序）

王梅洁　冯娟文　巩向丽　朱小霞　朱建英
刘晓萍　闫　晶　杨明珠　汪小冬　沈雯佳
张　敏　张　敬　张海萍　陈丽文　陈邵娟
陈建芳　陈春丽　赵　青　赵宋华　胡丽玉
贺建华　秦柳花　钱卫琴　高　音　高德华
浦林琴　麻　巍　彭虹菊　董　倩　傅利勤
霍丽涛

科学出版社

北　京

内 容 简 介

护士查房系列丛书问世以来,受到广大读者的喜爱。为了使这套书更好地应用于临床,编者在保持前两版风格的基础上,进一步调整和增加了部分典型病例,并对相关知识进行了梳理,达到在教与学的过程中规范护理流程,了解新理论、掌握新进展的目的。《骨科护理教学查房》为分册之一。分别将护理查房的基本概念及具有代表性的骨科病房典型查房范例如断肢再植、胫腓骨骨折、骨盆骨折、脊髓损伤、全髋关节置换、膝骨关节炎、腰椎结核、慢性骨髓炎、骨肿瘤、颈椎椎间盘突出、开放性骨折软组织严重损伤、肩袖损伤、脊柱侧弯、膝关节前交叉韧带损伤、骨质疏松椎体压缩性骨折、股骨粗隆间骨折等介绍给大家,对疑难、复杂病的护理问题进行实例分析,并将近年的护理新理念、新思想融入其中。

本书供骨科护士及护理院校学生参考使用。

图书在版编目(CIP)数据

骨科护理教学查房/朱建英等主编.—3 版.—北京:科学出版社,2018.1
(护士查房系列)
ISBN 978-7-03-056182-4

Ⅰ.①骨… Ⅱ.①朱… Ⅲ.①骨科学-护理学 Ⅳ.①R473.6

中国版本图书馆 CIP 数据核字(2017)第 330337 号

责任编辑:张利峰 / 责任校对:韩 杨
责任印制:赵 博 / 封面设计:龙 岩

科 学 出 版 社 出版
北京东黄城根北街 16 号
邮政编码:100717
http://www.sciencep.com

中国科学院印刷厂 印刷
科学出版社发行 各地新华书店经销

*

2009 年 10 月第 一 版 由人民军医出版社出版
2018 年 1 月第 三 版 开本:890×1240 1/32
2018 年 1 月第一次印刷 印张:6 1/8
字数:200 000

定价:45.00 元
(如有印装质量问题,我社负责调换)

前　言

护理教学查房是以个案、病种、技术操作、病房管理等为内容,结合专科理论和技能传授系统的理论知识及护理实践经验,它作为提高临床护理教学质量的一种有效方法已被推广采用。教学查房的方式直接关系到教学查房的质量。

1969 年,加拿大麦克玛斯特大学首先将"以问题为基础、学生为中心、教师为导向的教学方法(problem based learning,PBL)"引入医学教学领域。PBL 教学法可以提高逻辑思维能力、表达能力、人际间沟通能力、自我学习能力及与他人合作的能力。我国自 20 世纪 80 年代引入,目前 PBL 已成为世界医学教学改革趋势之一。

为适应教学模式的转变,满足护理教育者、实践者临床需求,我们编写了教学查房丛书,在编写过程中特别注意将 PBL 查房模式融入其中。查房过程中注重启发、提问与自主讨论相结合,将理论知识充分应用到发现和解决临床护理问题中去,始终抓住护理查房特色即根据患者的相关症状,准确评估分析患者存在的护理问题,并针对最主要的护理问题展开讨论,提出切实可行的护理措施,且对护理措施给予充分的理论支持,同时也体现了每一位参与者的积极性和逻辑思维评判能力。本书为护理实践者提供了 PBL 教学查房学习模板,为防止病例重复,我们收集筛选了近几年临床教学查房典型案例编于本书中,所涉个案均为真实病例,具有临床实际指导意义,希望对临床专科护理查房质量提高有所借鉴。

上海长海医院　朱建英

2017 年 8 月

目　录

第 1 章
护理查房基本概念

第一节　概　　述

　　查房是病房医疗、护理活动中不可缺少的医疗活动之一,也是医疗、护理工作中最主要和最常用的方法之一,是保证医疗质量和培养医务人员的重要环节。根据"我国护理管理标准及评审办法(试行)",对二、三级医院的护理管理标准明确规定"要定期组织护理业务学习、开展护理查房,组织护士长夜查房"。

一、护理查房的指导思想

　　自整体护理开展以来,护理查房的指导思想主要有两种:①"以患者为中心,以护理程序为框架"的护理查房,从对患者的健康资料的收集整理、确定护理诊断、制订计划、实施、评价五个环节进行全面、动态的评估,发现问题,讨论并解决问题。适用于各种类型的护理查房,目前这种查房形式已在全国护理界逐渐被接受和推广。②"以问题为中心"的护理查房,以理论联系实际为出发点,以护理服务中遇到的具体问题为基础,能发挥护士的主观能动性,锻炼和培养护理人员的创新思维及独立分析问题、解决问题的实践能力,达到学习和运用多学科知识去发现问题、分析问题和解决问题的目的,所以近几年来越来越受到护理管理者的青睐。

二、护理查房的目的和意义

　　护理查房的目的在于了解患者的病情、思想、生活情况,制订合理的护理方案,观察护理效果,检查护理工作完成情况和质量,发现问题并及时调整,是提高护理质量的重要环节;还可以结合临床护理实践进行教学工作,是培养各级护理人员的重要手段。因此,它在护理工作中是一项既有实践指导意义又有临床教学意义的护理活动。

1. 护理查房对患者来说,能得到更为全面的优质服务。通过护理查房,可融洽护患关系,并使患者掌握相关的卫生知识,解除思想顾虑,主动配合治疗和护理,从而提高护理质量。对危重患者的护理查房,能够解决重症疑难问题,提高危重患者的护理质量。

2. 护理查房对护士来说,能激发其学习多学科知识的兴趣,提高运用多学科知识分析问题、解决问题的能力及临床护理质量,使护理人员的知识、技能,以及观察、思考、收集资料、综合分析问题和解决问题的能力都得到不同程度的提高。同时,采取多种护理查房形式,能促进护理科研的开展。

3. 护理查房对护理管理者来说,能及时发现危重患者的护理情况和了解护士解决问题的能力。通过查房发现问题、解决问题,对责任护士的工作起到指导和监督作用,同时也能及时了解危重患者的护理质量,帮助解决疑难问题。而且,护理查房能规范科室护理人员对护理文件的书写。此外,实施护理查房对护士长自身也是一个很好的学习、提高过程,促进新技术、新方法的临床应用。

三、护理查房的内容和方法

(一)内容

1. 对具体病例按护理程序的内容进行查房,如收集患者的健康资料、评价护理计划和健康教育计划的制订及其实施效果等。

2. 重点查房内容,如临床罕见病例、特殊危重病例、复杂大手术、新业务新技术开展、特殊检查、护理科研开展等。

3. 检查护理程序的实施情况,危重患者护理,健康教育落实情况,晨晚间护理质量,物品管理,服务态度,岗位职责,护理文件书写及工作效率等。

(二)方法

护理查房实施形式是多种多样的,可以通过以下几种方法实现。

1. 个案护理查房　是针对病区内特殊或危重病例进行的查房形式。

2. 评价性护理查房　是用来评价整体护理各环节的质量及护理查房质量而采用的形式。

3. 对比性护理查房　是针对疾病相同而病程、心理特征、年龄、文化背景、家庭背景等不同的患者进行健康资料的收集与对照,分析其共性问题和个性问题,从而实施适应个体化需要的护理。

4. 整体护理查房　强调以人为中心,从生理、心理、社会、文化、精神等方面考虑健康行为,反映问题,检查护理程序运行情况和整体护理的效果。

5. 主题性护理行政查房　是指查房前 1 周将查房主题通知各病区护士长,由其组织科室护理人员讨论,针对存在的具体问题提出意见和建议。

6. 案例启发式护理教学查房　根据实习大纲要求,结合具体病例启发引导学生理论联系实际,达到掌握相关知识和技能的目的。

7. 以学生为主体的护理教学查房　主要针对出科前的实习生,由其完成查房病例汇报,由此激发学生的主动性、积极性和创造性。也可进行讨论式护理查房、联合护理查房、重点护理查房等其他形式的查房。护理学院把护理查房引入医学院护理专业内科教学中,以临床真实病例为媒介,以护理查房形式开展教学,使学生提前进入护士角色。以整体护理为主的教学方式与方法,为学生进入临床开展整体护理工作打下了坚实的基础。

8. 应用无线网络技术进行的护理查房　随着国内医院信息化建设的快速发展,移动计算机的普及,以及无线网络技术的日趋成熟和应用,利用无线技术组建网络的灵活性、可移动性、扩充性和成本优势,考虑有限网络综合布线的难度,无限网络技术已经开始应用到复杂的组网环境中,并在临床查房中逐渐得到应用,拓展了医院信息系统的服务范围,使网络深入病房、诊室,大大减少了医护人员对纸张的依赖,提高了医护人员的工作效率和医疗服务质量。由于无线局域网的使用,医护人员在查房时就可以及时利用移动计算机获取到该患者相关的医嘱、用药、检验检查等信息,需要调整的直接通过无线网络下达后发送各个相关职能科室,从而大大节省时间,提高工作效率。传统的医院信息化建设,护士仍承担着相当大的文字录入工作,包括医嘱、体温等,根本没有时间去巡视患者或者进行护理查房。无线网络技术的使用,使得护士有更多的时间可以在病房中巡视,在查房中直接利用便携式计算机进行相关资料的查阅,并接收到患者要执行的医嘱及相关信息,从而大大提高了护理查房及护士工作的效率。

四、护理查房的应用价值

1. 有利于保障和促进整体护理实施,丰富整体护理内涵,提高护理质量。

2. 有利于促进护理人员思维的主动性和学习的积极性,促进相互学习与交流,引导临床护理工作的研究风气和学术空气。

3. 有利于增强护士的责任感,改变患者对护理工作认识上的偏见,增加对护理人员的信任和尊重,改善护患关系。

4. 实行按岗位、按职能进行的分级护理查房,使护理工作更加严谨,体现了护理知识和经验的价值,有利于激励各级护理人员的积极性。

五、护理查房中存在的问题及对策

(一)护理查房中存在的问题

1. **护理主题不突出**　护理过程混同于医疗过程:医疗过程以医治疾病为目标,而护理过程则是以满足患者全面需求为目标,各自有着不同的侧重点。护理查房与业务学习相混淆:在某些护理查房中,较多的是讨论疾病的护理,存在着只见疾病不见人的做法,将某种疾病的病因病理作为讨论的问题,这种形式的护理查房重知识的传授而轻能力培养。

2. **护理程序运用不当**　护理诊断与医疗诊断不分:护理诊断是对患者现存的或潜在的健康问题及其生命过程反应的一种临床判断。而医疗诊断的重点在疾病本质的判断上,由于概念的混淆以致没有明确的护理诊断,也就无法确定合理的护理措施。护理诊断中存在的问题:护理诊断应用不确切、护理诊断排列顺序不妥、相关因素不恰当、依据不充分。在制订护理计划时不是以患者为中心,而是在护士本人主观臆想推断下制订出护理计划,忽视人的整体性,没有从生理、心理、社会、精神方面综合评估患者的健康问题。护理措施拟定不具体,说空话,纸上谈兵,使人感觉护理措施未落到实处。对护理评价重视不够,对于已解决的问题不能及时做出评价,对新产生的问题不能及时制订,不是动态地、发展地看待整个护理程序,并且对于未达到预期目的的护理问题不做原因分析,不采取新的措施,使得护理查房达不到满意的效果。

3. **主持者的能力影响查房质量**　由于护士长资历、业务水平及组织能力的不同,以致护理查房质量高低不一,个别护理查房流于形式。

4. 上层机构缺乏系统的质量监控及评价标准　护理主管部门或护理部没有对护理查房进行质量监控,缺乏统一的评价标准,使部分护理查房达不到满意的效果。因此,对护理查房的形式、内容、质量的评价应有一个适当的标准。

(二)提高护理查房质量的对策

1. 突出护理主题　在某些护理查房过程中,不要将护理过程混同于医疗过程,除了简要介绍患者的现病史、发病机制、临床表现、治疗原则及治疗后患者体征及症状变化外,重点应通过观察患者体征及护理需求突出讨论护理需要解决的问题、护理计划的制订、护理措施的实施等内容。同时应区别于业务学习,突出对护士能力的培养。

2. 准确、恰当地运用护理程序　首先应该以患者为中心,从生理、心理、社会、精神方面综合评估患者的健康问题,做出准确的护理诊断,制订具体的、个性化的护理计划及方案,恰当运用护理程序的方法并结合护理评价内容进行查房,这样可以达到事半功倍的效果。

3. 提高护理查房者的理论及业务素质　在护理查房中护士长作为查房的参与者、主持者,在查房中要面对患者家属、护理人员,承担着组织者、教育者、治疗者及咨询者的角色。所以护士长不仅要具有较高的业务水平、较强的组织能力及语言表达能力,还要不断学习理论知识,了解学科新动态和新观点,并将其运用于临床护理实践中,提高护理查房质量。有学者经过对比及统计学处理,认为接受过继续教育者较未接受过继续教育者,无论在理论水平还是综合护理素质方面都有不同程度的提高。在护理教学查房中,他们指导责任护士的能力、解决护理中疑难问题的能力,掌握护理动态水平及与患者心理沟通的能力等多方面都优于未经继续教育的同级护士。另外,到高一级医院进修学习也是提高护理查房质量及效果的方法。

4. 制订相应的质量监控及评价标准　护理主管部门或护理部应该对护理查房的形式、内容、质量控制等设立相应的评价标准,并就相关内容开展护理科研,从而使评价标准不断得到完善,护理查房达到满意的效果。

第二节　护理查房分类

一、按护理查房的性质和作用分类

(一)护理行政查房

主要是针对病区护理质量督察监控中发现的不足,由护理部主任、科护士长组成核心小组,相关科室的护士长、护理专家等共同参加的护理查房。其目的在于从实践中培养护士长的科学思维和管理能力,切实巩固和提高护理工作质量。通过参与人员的共同分析、归纳和总结,发现问题,确认问题,提出解决问题的对策,提高护理质量和管理水平。

护理行政查房可按以下程序进行。

1. 准备阶段　针对病区护理质量督察监控中发现的不足,由护理部查房核心小组选定科室,也可由护士长主动提出申请,并准备书面汇报材料。汇报内容包括病区管理中人、财、物的基本情况、护理质量(尤其是重危患者的护理质量)、服务态度、规章制度的执行情况、岗位职责落实情况、护理记录、护理操作、病房管理、护理安全隐患、创新技术及业务管理中所遇到的问题、已采取或准备采取的管理措施和效果评价等。

2. 进行查房　在充分准备的情况下,由护理部择期安排到具体科室进行护理行政查房。首先由病区护士长汇报书面准备的材料,然后由查房核心小组成员发表意见,被邀请的相关科室人员也可各抒己见参与讨论,最后由护理部主任进行综合分析归纳总结,提出相应的意见和建议。讨论中若涉及病区布局或操作流程等具体问题还可以到实地考察,经集思广益交流沟通最后达成共识,共同制订出相应的措施并予以实施。

3. 监控评价　查房后核心小组成员应在 1 个月内及时了解反馈信息,检查改进措施落实的情况。若措施有效则及时予以肯定,若效果不佳或又发现新的问题则重新予以指导。对于行政查房的结果则利用每月的护理简讯进行通报,使全体护士长得以借鉴、启发、相互取长补短。

(二)护理业务查房

护理业务查房是在主查人的引导下,以患者为中心,以护理程序为框架,以解决问题为目的,突出对重点内容的深入讨论,并制订解决方案的护理查房。包括分析讨论重危患者和典型、疑难、死亡病例的护理;检查基础护理、专科护理落实情况;结合病例学习国外护理新动态、新业务、新技术等。查房前可预先告知有关人员查房的内容、目的,查房过程做好记录,保存资料。通过业务查房,可以提高护理人员的专业水平,了解国内、外专科护理发展新动态。业务查房的次数及频率可根据各医院的具体情况而定。例如,护理部组织每季度全院业务查房 1 次;病区护士长组织业务查房,1 年 10 次;科、病区护士长参加医生查房每月 4 次。护理业务查房可以按照以下步骤进行。

1. 做好查房前资料的收集

(1)病种资料的收集:查房前 1 周,护士长与责任护士共同商讨,确定查房病种。一般选择病情相对复杂、临床比较常见的疑难、大手术病种;需要较多护理干预的病种;并发症较多的病种等。如颈椎损伤高位截瘫的患者,并发症较多,行气管插管或切开时,相关的护理干预也较多,是常见选择的病种。

(2)查房要点的确定与收集:确定查房病种后。护士长对所查患者涉及的护理内容进行整理,根据临床工作中的薄弱环节,确定出某个方面的讨论议题。例如骨科行全髋关节置换的患者,全程护理包括术前准备、术后护理、并发症的护理干预、术后康复训练等许多方面的护理内容,根据工作中康复训练缺乏系统性、分期性的薄弱点,选择术后的康复训练作为查房的要点,让护士充分明确此次查房的目的与方向。

2. 制订查房计划　制订出详细的查房计划:查房前 1 周,根据确定的查房要点,护士长选出几个方面的讨论议题,分配给科室护士,每人一题,大家分别查阅资料,收集信息,这样收集起来的信息比较系统、全面。例如全髋关节置换的患者术后康复训练,需要讨论的议题有髋关节的解剖结构、术前训练的要领、术后康复训练的分期、出院后的康复指导等。护士长还需要与主查护士共同商讨查房步骤,如:查房时间、地点、流程,共同制订出详细的查房计划。

3. 采用灵活方式,实行互动查房

(1)查房步骤:先是主查护士介绍患者病情,到病房对患者进行全面查体,了解患者对健康宣教知识的掌握;然后护士长提出拟定好的讨论议题,大家依据查阅资料分别发表意见,其他人可以补充或发表不同的看法,然后护士长对讨论结果进行归纳总结。

(2)查房形式:要多样化,有提问、回答、补充,还要有实习护生的共同参与。对实习护生可采取互动的形式,护士长提问一些相对简单的理论知识、名词定义、观察要点,让护生回答,护生也可对查房中存在的问题、疑点向老师请教,鼓励护生积极发言,形成一个全员互动的查房氛围。

4. 查房效果的总结与评价　查房完毕,主查护士结合本次查房讨论的结果,评价临床护理效果,哪些问题已解决,哪些问题有待于解决,该如何解决,有一个明确的目的与方向。最后,护士长对整个查房过程、知识水平的提高、临床工作的指导意义、存在的问题与不足进行总结、评价。

(三)护理教学查房

护理教学查房是以临床护理教学为目的、以病例为引导(case based study,CBS)、以问题为基础(problem based learning,PBL)、以护理程序为框架、PBL 与病程相结合的护理查房,旨在培养护生理论与实践相结合能力,并提高其综合能力。内容包括分析典型病例,指导护生正确运用护理程序;检查教学计划、教学目标落实情况;教导或示范护理技术操作。通过教学查房,可以提高教学管理水平,提高学生的综合实践能力。

PBL 是一种以小组形式使学生获得知识和解决问题技能的教学方法,鼓励学生发展自主学习和评判性思维能力;CBS+PBL 查房模式是在老师的指导下,以病例为引导,以学生为中心,以自我指导学习和小组讨论为主要形式,针对患者的健康状态设置相应的问题进行查房的一种形式。杜丽娜等研究认为,通过 CBS+PBL 模式查房可以启发护生思考,促进护生看书、查阅资料、与患者交谈,让护生在确定及解决问题的过程中学习必要的知识,并学会正确的思维和推理方法,从而较为准确地提出护理诊断、护理措施,提高自身的综合能力,加深对理论知识的理解与记忆,促进学习,而且可以提高护生人际交往能力,增强护生间的协作意识。其具体步骤如下。

1. 带教老师准备　查房前 2 周,带教老师确定查房患者,应选择能覆盖病区教学内容的典型病例,通过查阅病历、问诊、查体、与患者有效沟通等方式,全面掌握患者病情。

2. 护生准备　查房前 1 周带教老师将确定病例告知护生,护生从整体护理的角度出发,熟悉病例,复习相关的基础理论和专业知识,并与患者有效沟通,询问病情,通过给患者查体来收集患者资料,并以此发现问题,结合所学有关解剖、生理、心理等方面知识,初步确定护理诊断/问题。通过思考、集体讨论及查阅相关文献及杂志,提出护理问题及制订相应的护理计划和护理措施等。

3. 查房　查房由 1 名护生主持,责任护生汇报患者相关资料(简要病史、已做检查及治疗、确定护理诊断和问题、护理措施、预期目标、效果评价、目前情况、护理注意点、健康教育问题),护生间可相互补充。汇报完毕,由带教老师提出问题,包括疾病基础理论和尚未提出的诊断和问题、错误的护理诊断与问题、不恰当的护理措施等,护生再讨论,最后由带教老师、护士长点评。

4. 评价方法　可通过护理诊断、护理措施、健康教育的正确率及 CBS+PBL 查房模式效果自评问卷(包括提高综合能力、与患者有效沟通、加深理解和记忆、加强同学间协作、能促进学习几个问题)对 CBS+PBL 查房模式进行具体评价。

另外,通过实践,在临床科室应用规范流程式英语教学查房模式开展本科护生流程式英语教学查房,提高了临床教学质量,提升本科实习护生实际应用专业英语的能力,达到教学相长和分类教学的目的,为进一步规范化、标准化、制度化开展英语临床教学活动开辟了良好的途径,促进了医院护理队伍建设。其具体步骤如下。①组织者准备:组织者选定具有代表性的病例,构建以整体护理程序为框架的英语教学查房思路,确定查房程序;编写英语查房教案;分配角色,组织本科护生模拟训练;带领备查人员做好与患者的沟通,以取得患者配合。②备查人员准备:本科护生在组织者的指导下,完成查阅病历,收集患者一般资料、治疗处理情况,并译成英文,再由组织者反复斟酌、认真修改;查体护士在临床带教老师的指导下,到病房预演查体;理解、诵读查房教案;按照不同角色多次进行模拟训练,同时由组织者释疑教案,指导并纠正备查人员单词发音和句子连读。③教案准备:确立以整体护理程序为框架的教学查房流程;提出护理问题,确定护理诊断,制订护理计划,明确健康宣教重点,确立备查本科护生必须了解和掌握的相关知识点;编写中英文双语对照查房教案及教学查房流程;教案和流程由护理部统一下发至观摩、指导教学查房的译文指导老师、本科护生导师、护理本科生、在医院实习的本科护生。查房教案内容包括患者一般资料、治疗情况、护理诊断、护理措施、护理查体项目和程序、健康宣教内容、相关知识点问答。④患者准备:选择素质较高、头脑反应敏捷、思维清晰、性格开朗;口头表达能力较强、听力及视力在正常范围、并发症典型、护理问题较多的全身性、系统性疾病患者作为查房病例。在确定具体病例后,预先向患者解释此次查房的目的、意义、查房项目,取得患者的理解和积极配合;查房前再次观察病情并询问患者感觉和舒适度,判断患者当时病情是否适合查体,确保查房对象的医疗安全。⑤环境准备:选择空间宽敞、人员流动较少、座椅可以容纳到场观摩指导的各类人员的房间作为查房场所。查房当天晨交班对科室人员提出必须遵守的要求,如保持病区环境安静,控制不必要的人员流动,确保查房效果。待查患者住在空间大、物品少的单人病室,查房时保留一名家属陪护,以协助查房。⑥依照教案实施全英文查房。首先,组织者介绍查房主题和目的,再由备查护生介绍患者一般资料、治疗情况、护理诊断、护理措施,并进行护理查体、健康宣教,导师就疾病相关知识进行提问,护生回答。然后,组织者进行查房小结,译文指导老师对使用英语情况点评,护理部主任进行总结、讲评,提出改进意见和建议,最后进行教学效果现场测评。

二、按护理查房的内容分类

(一)个案查房

这是一种常用的查房形式。有实习生的科室更适合使用。病例选择上注意普遍性及尖端性。普遍性的病例对专科护理起普遍的指导作用。尖端性的病例能使护士对新业务的开展有所了解,拓宽知识面,增强进取心。

(二)典型病例查房

一般选择危重、疑难、少见的病例。具体方法:由护士长主持,全科护士参加。责任护士简要报告患者的基本情况,并进行必要的护理查体,提出需要讨论及解决的主要问题;护士长对患者进行补充询问和护理查体,评价责任护士对患者阳性体征的判断是否正确,护理问题是否确切,护理措施是否有效,健康教育是否到位,护理记录是否完整,患者对护理工作是否满意等。并对重要的护理方法进行示范和讲解,提出相关问题让大家展开讨论;最后,护士长总结讲评,在肯定护理效果的同时,提出需注意和纠正的问题,并预见性提出护理意见。同时讲解该疾病研究的新进展及围绕疾病治疗所开展的新技术、新方法等;遇到重大疑难问题,报护理部组织全院护理会诊。

(三)重危急救查房

一般在抢救频次高的科室进行,如急诊科、心内科、脑外科及 ICU 病房。目的是规范急诊抢救程序,提高抢救成功率。查房内容包括抢救程序、护士的岗位与任务、各类抢救仪器的使用及病情观察、床旁监护仪的使用及监测结果分析等。

(四)整体护理查房

适合整体护理开展水平不均衡的医院或护理组,可达到以点带面,局部带动整体的目的。方法:责任护士介绍对患者按护理程序实施整体护理的全过程,护理组长进行质量评估,另外还模拟演示健康教育的全过程。护士长讲解有关整体护理的知识。在整体护理查房中,有人尝试以危重患者护理诊断为专题的查房,大大提高了护理诊断的准确率。

(五)护理管理查房

在管理较好的科室组织管理查房,可以扬长避短,相互促进,起到提高护士长管理水平的作用。由护理部安排,全院护士长参加,一般每季度组织 1 次。主要目的是,研究解决近期护理管理中的问题。具体方法:选择护士长总体能力强、组织管理好的科室,让全院护士长现场观摩。首先由被观摩科室的护士长重点介绍管理经验,包括人员管理、护理质量控制措施、业务培训方法及成效、护理团队建设经验、难点问题的处理对策等,也可由被观摩科室护士谈护士长管理下的工作体会,再由护理部解析该科管理的特点,对其他护士长起到启发作用,最后现场参观。

另外,护士长晨间查房及夜查房也是护理质量控制的重要手段,直接影响着护理管理目标的实现。

1. 晨间查房 具体方法为:每天早会后,由护士长带领夜班护士、主班护士、责任组长等全面巡视患者。首先,由夜班护士在前,介绍患者夜间睡眠、治疗、病情等情况,交代下一班的特殊治疗和注意事项,主班护士认真记录。其次,护士长逐一了解每一位患者的病情、心理变化、需求,及时发现不安全因素,随时为他们解决实际问题,并将有关情况反映给主管医师或科主任。同时,检查全病区工作(包括治疗室、值班室等各工作间的秩序),检查督促护士各项工作的落实情况,对典型、疑难的病例进行护理指导。在查房过程中,护士长扮演着病房管理者、信息传递者和护理学科带头人等多重角色。

2. 夜查房 由各病区护士长共同参与,每 2 人为 1 个小组,基本上为新老搭配,由护理部统一安排分组并制订夜查房轮转表,规定所查病区,按查房时间安排检查,每周每组护士长完成 2 次晚夜间巡查,2 次查完全院各护理单元。完成 2 次夜查房后,于次日晨 9:00 前将夜查房本交护理部。要求检查记录真实、客观、翔实,时间记录准确到分钟,责任人明确。查房内容由护理部根据全院护理工作情况,制订夜查房重点。具体内容包括:当班护士着装、危重患者管理、劳动纪律、病区环境、消毒隔离、护理表格书写、留陪人管理等,将各病区夜查房情况量化管理,当场打出分数,并在情况反映栏内写明扣分原因,并如实汇报护理部,护理部根据情况的严重性及时与各病区护士长沟通、反馈,加以改进。通过护士长晨间查房及夜查房,可以督促各项规章制度的落实,加强病房管理,及时为患者排忧解难,提高患者的满意度和护理质量。同时,提高了护士工作的主动性、自律性和自身素质。增加科室的凝聚力,有利于病房各项工作的开展和管理。

(六)护理科研查房

由课题负责人主持,课题组人员介绍课题的立项依据、经费预算、实施方法及进展情况,提出需解决的或有疑问的关键问题,最后由课题组成员及所在科室护士介绍他们开展护理科研的体会。通过这种形式的查房,可以提高其他护士的科研意识,起到启发和激励的作用。

(七)健康教育查房

健康教育是整体护理的一个重要内容,本查房是为了抓好健康教育的落实而采取的形式。可应用健康教育路径表,开辟宣教督导栏,开具健康教育处方,发放宣传册等,全面注重宣传教育效果。时间一般安排在下午治疗结束后下班前1小时内进行,总时间控制在30～40分钟。查房前先确定专题,挑选2～3名经验丰富、交流技巧好、讲解示范能力强的护士,按照某类疾病的健康教育计划分阶段准备。具体做法:由责任组长主持,责任护士按事先准备的范围,从疾病的病因、病理、生理、治疗、护理、预后及卫生保健等各方面,向患有同类疾病的患者及家属进行全面讲解,并实行护士、患者和家属互动。之后由责任组长讲评,以加深印象。主要目的是增进患者对疾病治疗和护理常识的了解,并锻炼护士的施教能力。

(八)护理技术查房

分常用技术和新技术护理查房2种。具体做法如下。

1. 常用技术查房　由指导老师采用理论联系实际的方法,按操作程序,边讲边做,反复操作,使低年资护士、护生熟练掌握。操作中体现整体护理模式,有针对性地进行讲解,提高查房效果。

2. 新技术查房　由护理部组织护士长或选派护理骨干参加观摩。

查房前,观摩人员要围绕查房内容进行学习,了解该项新技术的原理、方法步骤等。查房科室在示范时,边操作边讲解,详细介绍使用方法、适用范围、优缺点及意义等,是推广新业务、新技术的一条很好途径。

三、按组织形式分类

(一)科内查房

参加对象多为科内全体护士,兄弟科室相关人员也可参加,由护士长主持,若为科研查房,由课题负责人主持。根据查房需要,可在患者床边,也可在办公室。目前科内查房已形成了完整的三级护理查房制度。

1. 一级查房　指管床护士查房。对所负责患者按护理程序每日 1 次或 2 次(管床护士不在由专业组长代查),评估患者的主要护理问题,随时修正护理诊断和措施及有计划地实施患者不同时期、不同健康问题、不同心理状态下的健康教育,并评估实施效果。

2. 二级查房　指专业组长查房,每周组长带领管床护士对本组患者查房 1 次,新入院的患者当日或次日查房 1 次。组长听取病情汇报并亲自查体后进行评价并提出指导性意见,对护理程序实施的薄弱环节进行督促指导并协助解决。

3. 三级查房　指护士长查房,每周 1~3 次,危重特殊病例随时查。主要查一级护理、特级护理、病危、疑难病例等。程序和方法基本同二级查房。查房内容包括患者身心评估符合率,护理诊断/问题及护理目标的确切率,护理措施到位率及合格率,健康教育覆盖率和合格率,患者对护理工作的满意度,病历书写合格率。对查房中发现的问题进行讲评,指导专业组长、管床护士正确制订和修改护理计划。

(二)全院查房

由护理部组织全院护士长参加,每月 1 次或每季度 1 次不等。病例由护理部选定或病室护士长提供。病例选择:危急重症患者,病情复杂护理难度大的患者,大手术前后的患者,少见病种的患者。组织全院护士长查房的成效:较好地解决了跨科的护理难题,提高了危重患者护理质量,提高了护士长对危重患者的管理能力,有利于推动整体护理在全院的开展;并规范了各科的护理查房,有利于年轻护士长的培训。

(三)全市查房

由全市各医院护士代表参加,程序基本同全院查房,一般在科研课题结束后进行。目的是针对科研课题的设计、实施、结果等征求更广泛的意见,对以后的科研起指导作用。同时也使参加查房的护士对护理科研程序有一定的了解,使他们敢于参与到护理科研中来。

(四)医护联合查房

除以上几种组织形式外,运用医护联合查房的形式,可以提高护理质量,提高护士专业知识水平和临床护理技能,提高护士的语言表达能力,增强护士长的管理能力,进一步融洽医患关系。

1. 医护联合查房的目的　结合医师查房,更详细、完整地掌握患者病情及掌握疾病的相关理论知识,并协助责任护士解决临床护理问题,提高护理质量;与查房医师进行现场沟通,提出预防性护理措施,防止有危险的护理问题和并发症的发生;结合查房主题讲解相关新知识、新理论,推广新技术,提高护士的理论水平;满足临床教学需要。

2. 医护联合查房方法

(1)查房前准备:①物品准备,查房车、病历、跟医查房本、血压计、听诊器、手电筒、压舌板、洗手液、血氧饱和度仪、专科检查物品等,根据具体情况而增减。②患者准备,查房前责任护士提前通过病区呼叫器告知本病区所有患者准备开始查房,请患者配合回到自己的房间,平躺在床上,并将 X 线数字成像报告放在床尾。③主班护士的准备,主班护士和夜班护士床边交接班,并熟悉本病区患者总数,病危及病重患者的检查及治疗情况,掌握夜间患者疾病发展情况,对病情或对治疗方案有疑问之处可在医护联合查房时向主管医师请教,对查房内容和可能遇到的问题要做好全面充分的准备。

(2)查房时要求:①查房站位,根据患者卧位,责任护士与查房医师位于病床右侧,便于体检,其余查房人员位于病床左侧,协助责任护士与查房医师对患者查体时予以床边配合。查房车放置床尾。②查房人员包括查房医师、护士长、主班护士、责任护士。

(3)查房的程序:①责任护士根据天气变化调节室温。协助患者摆好体位,并拉上床帘,注意保护患者隐私。②主班护士汇报病情,包括简要夜间病情变化、24h 出入量和最近 3h 胸腔引流量及现存的护理难点问题,对病情或对治疗方案有疑问之处可向主管医师请教。对患者进行问诊及护理体检,体检完毕,将检查结果告知主管医师及患者。③聆听医师查房。④主班护士协助医师消毒手,责任护士还原床帘。⑤讨论。参加整个病区查房完毕后主班护士和护士长对临床治疗及护理问题进行讨论,医护互动交流,同时对不正确的护理问题重新评估,及时发现实际存在的疑难护理问题,并根据护理诊断修订护理计划,使临床工作目标更明确,解决护理诊断难、准确性差的问题和知其然而不知其所以然的问题。⑥查房总结。查房医师讲解疾病的临床、理论知识,帮助护理人员深入理解疾病相关知识;护士长针对疑难护理问题,深入浅出进行讲解;并结合护理问题融入护理前沿的新知识,启发下级人员的思维态势,拓宽知识面,增强解决危重疑难问题的能力,提高护理人员理论水平及综合分析能力;同时提出需要注意和纠正的问题,并预见性地下达指令性的护理意见。

由此可见,护理查房的分类形式多种多样,临床应用中应根据查房所要达到的具体目的选择合适的查房形式。

第三节 整体护理三级查房模式

一、概　　述

整体护理病区开展三级查房是护理工作中一项有实践指导意义和临床教学意义的护理活动。整体护理三级查房目标是提高护士分析护理问题和解决护理问题的综合能力。

三级查房形式:一是以患者为中心的整体护理的个案护理查房;二是以专科危重、疑难、少见病例护理中的难点查房。

二、查 房 结 构

可根据病区护理人员职称结构确定:①由副主任护师作为主持人组织的三级查房;②由病区护士长作为主持人组织的三级护理查房。

三、查 房 前 准 备

1. 病例选择　选择罕见、危重、疑难、新业务、新技术及护理问题较多的病例。责任护士提出申请,护士长提前计划,通知参加查房人员,便于了解相关知识,查阅有关资料。

2. 查房时间　在不影响患者休息、安全、舒适及不加重心理负担的前提下进行,同时避开护理工作高峰时间,使更多的护士有机会参加。

3. 查房地点　以床边查房为主,也可选择病房和示教室。

4. 查房用物准备　按需要定数定位于治疗车上,如病历、查房本、血压计、听诊器及专科特殊检查用品。

5. 查房时位置站立要求　主查者位于病床右侧,以突出其查房主持人角色,便于体检。全体护士位于病床左侧,其中责任护士位于排首,以突出其主要被查人的角色,同时协助主查人对患者查体时的床边配合。二级护理人员立于床尾,面对主查人、全体护士及患者,以便全面观察并补充发言。这种一站式使护士感受到查房的严肃性和认真程度,护士的着装仪表是否符合要求也一目了然。

6. 患者准备　查房前应向患者说明查房目的,征得患者同意,取得患者配合。

四、查 房 程 序

1. 听　听取责任护士报告患者的基本情况、简要病史、护理诊断、护理措施、效果及现存的护理难点问题(心理、社会、生理)。病情报告对责任护士是一种训练,报告的质量在一定程度上反映责任护士的水平。

2. 查　查体、查病历。主查人对患者进行补充询问和护理查体,既了解责任护士对患者阳性体征判断是否准确,又使自己能够掌握患者阳性体征,为分析判断打下基础。注意:一看护理问题是否确切;二看护理措施是否正确及时;三看护理措施的有效性,即宣教是否到位、患者对护理的反应、满意度如何;四看护理病历记录是否及时、完整、准确,及时纠正病历书写中的差错。

3. 提问　上下级相互提问,互动交流,上级可以了解下级对患者综合情况的掌握程度和护理措施依据的可靠程度。

4. 分析　主持人对获取的综合信息进行系统、准确的分析后,针对疑难护理问题结合基本理论、基本知识、基本技能,深入浅出进行讲解、示教;并结合护理问题把护理前沿的新知识融进去启发下级人员的思维态势,拓宽知识广度,增强解决危重疑难问题的能力,提高护理人员理论水平及综合分析能力。

5. 评价　结合临床护理操作技术常规及专科护理质量评价指标,评价责任护士及二级护理人员对患者所实施的护理效果,做出概括性总结,在肯定护理效果的同时,提出需注意和纠正的问题,并预见性地下达指令性的护理意见。

五、查房主持人角色

1. *组织者角色*　要使护理查房内容更丰富,气氛更和谐,更富有主动性和生动性,组织者的思维、病例选择、查房时间、地点、程序安排尤为重要。

2. *教育者角色*　护理科学性和艺术性决定护理是一种创造性的活动。主查者要具有严谨的科学态度和创造精神,善于发现和启发护理人员思考,发表不同见解,寻找出护理缺点及相应护理措施、工作方法,能够用最新的知识回答护士及患者提出的问题,介绍国内外先进经验,以拓宽护理人员的知识面。激励护理人员的学习热情和敬业精神,引导护理人员向应用先进的护理理论和相关学科知识为患者解决问题的护理专家型转变。

3. *咨询者角色*　主查者要了解并向患者家属讲解有关疾病知识、对患者紧张焦虑等心理问题进行疏导,要引导患者以最佳的精神状态配合医护人员实施治疗方案和护理措施,使他们明确如何预防疾病复发,掌握家庭必备的护理技能及卫生常识,科学掌握及运用自我保健知识,促进康复。

六、查房注意事项

1. *重视人的特性即整体性*　要以整体护理观点指导护理查房,查房时主查人要了解和评价责任护士在疾病护理的同时,能否从生理、心理、社会、精神方面综合评估患者的健康问题,患者所处的外部环境是否有利于患者的康复,护士能否为患者营造一个促进康复的外部环境。

2. *自身理论知识的储备*　查房成功与否与主查人的知识、教学管理能力密切相关,是发挥各种角色的基础。主持者除具有充实的理论知识和相关护理技能外,还要不断获取本学科及相关学科理论前沿知识,了解学科新动态和新观点,运用于临床护理实践中。

3. *科学创新思维*　主查人要善于运用科学创新思维发现问题、提出问题和解决问题。启发护士思考、讨论、提问,使护理查房成为推动学科发展不可缺少的动力。

4. *语言交流能力*　恰当的语言技巧能使人感到亲切、易懂、动听,并扣人心弦,主查人应针对各种问题的提出与回答,做到突出重点和切题,使患者及护理人员都能接受。

5. 了解各层次人员的需求程度　主查人要了解各层次人员的需求,患者及家属的受益也不能忽视。注意观察周围人群的反映及可能接受的程度,使护理查房更具有科学性、理论性、针对性和实用性,突出专科特点。

综上所述,我国护理查房的形式及内容日趋多样化,内涵也在不断拓宽,从单病种到整体护理再到科研课题的查房不断深入,成为适应临床护士在职教育提高护理质量的一种方式。今后,要提高护理查房的科技含量,要强化信息意识,学会利用信息追踪国际国内最新进展,使之成为护理查房的宝贵资源。同时完善信息网络化管理,达到信息资源的共享。

(朱建英　高　音)

主要参考文献

[1]　李华丽,李筠,康爱梅.医护联合查房在临床护理工作中的应用.中华现代临床护理学杂志,2007,2(8):716-717.

[2]　刘恋,吴丽芬.5W2H 分析法在临床护理查房中的应用[J].护理研究,2015,29(1):116-118.

[3]　周勇霞.床边护理查房对 ICU 患者心理护理质量的影响[J].护理实践与研究,2015,12(5):141-142.

[4]　张学萍,魏素芳,沈莹,等.多科室联合护理查房优化急性 ST 段抬高心肌梗死患者的急救流程[J].中华护理杂志,2013,48(12):1102-1104.

[5]　亢亚娟,周伟娜,魏翠珍,等.PBL 教学模式在护理查房中的应用研究[J].河北医学,2014,20(12):2112-2114.

[6]　张华,王筱君,王阿丽,等.护理查房的现状分析与新形式的研究进展[J].护士进修杂志,2013,28(4):302-304.

[7]　李玲玲,杜春玲,王学梅,等.追踪方法学在内科个案护理查房中的应用[J].护士进修杂志,2013,28(1):50-52.

[8]　郭巧英,杨琼,陆丽娜,等.骨科病房晨间分层中西医结合护理查房初探[J].护士进修杂志,2013,28(16):1463-1464.

[9]　张莹,李惠,崔佳,等.以问题为导向的护理查房方案对内分泌科室护理质量的影响[J].中华现代护理杂志,2016,22(3):407-409.

[10]　张曙,陈雪萍.概念构图在护理查房中的应用[J].护理学报,2014,21(16):4-5.

[11]　曾进,李晓莉,黄高秀,等.循证护理模式应用于本科护生的护理查房[J].护士进修杂志,2013,28(18):1698-1700.

[12]　潘桂琼.个案追踪检查法结合护士长点评在临床护理查房中的应用[J].现代临

床护理,2015,14(4):55-57.

[13] 郑红梅.应用评价式护理查房提高低年资护士整体护理能力[J].护理实践与研究,2015,12(5):105-106.

[14] 郭翠华.工作坊式护理查房在临床护理工作中的应用效果[J].中华现代护理杂志,2014,20(22):2849-2851.

第 2 章
典型病例护理教学查房

第一节　断　肢　再　植

> **查房内容**:断肢再植术后疼痛、血管危象的观察护理
> **查房形式**:三级查房
> **查房地点**:骨科关节病区
> **参加人员**:护士长、责任护士小张、陈护师、李护师、赵护士、王护士、
> 胡护士、实习同学小丁、实习同学小周、实习同学小王

责任护士小张:赵先生,早上好,昨晚睡得怎样?

患者赵某:睡得不怎么好,镇痛泵镇痛效果不太好,伤口很痛,昨晚打了一针镇痛针才睡了一会儿。

责任护士小张:赵先生,术后伤口疼痛是很正常的一件事情,请您不要担心,我们会尽量采取措施减轻您的疼痛。伤口疼痛一般在麻醉作用消失后就会开始出现,以手术后 24 小时最为剧烈,凡是增加手术切口张力的动作都会加剧疼痛,比如翻身、活动等。2~3 天以后疼痛就会明显缓解,那时候在安静状态下疼痛的程度是可以忍受的。疼痛除了给您造成主观上自我感觉不舒服外,严重的时候还会诱导血管痉挛,如果血管痉挛不及时解决,还可能诱使血管危象的发生,因此您感觉疼痛的时候不必强忍,一定要告诉我们,让我们一起有效地解除疼痛,防止相关严重并发症的发生。

患者赵某:小张护士,我以后痛的时候一定跟你们说,但是你刚才说血管痉挛,血管危象,都是些什么病? 严重吗? 我会不会有?

护士长：赵先生，您不要着急，也不要过分担心，现在我们将进行查房讨论如何通过更好的护理来帮助您早日康复。断肢(指)再植是对断离的肢(指)体，采取显微外科技术进行清创、血管吻合、骨骼固定及修复肌腱和神经，将肢体(指)重新缝合到原位，使其完全存活并恢复大部分功能的外科手术。如果外伤造成肢体断离，没有任何组织相连或有少量组织相连，但在清创时必须切除的，称为完全性断肢(指)；肢体骨折或脱位伴2/3软组织断离、主要血管断裂，称不完全断肢(指)，如果不修复血管远端肢体将会发生坏死。1963 年，我国首次报道断肢再植成功，1999 年又成功地进行了断指再植。30 余年来，我国断肢再植取得了一系列突破性进展，一直处于国际领先地位。断肢再植在我国已普及到基层医院、边疆偏僻地区、高原寒冷地区。不少末节断肢再植成活率在 90% 以上，并有双手 10 指同时断离，10 指均再植成活。今后不仅应注重成活率的提高，更应注重再植肢体的功能恢复。现在先让管床的张护士来简单地介绍赵某的病史。

责任护士小张：患者赵某，男性，29 岁，2008 年 11 月 4 日工作时不慎左肩袖被机器齿轮卷入，致左上肢绞轧撕脱性完全离断，伤后 4 小时送我院急诊。检查：神志清楚，面色苍白，血压 98/64mmHg，脉搏 72 次/分，左上臂至腋窝处大面积皮肤、软组织缺损，仅有上臂背侧宽约 2cm 已坏死的皮肤相连，肱骨外科颈粉碎性骨折，肌皮神经、桡神经、正中神经、尺神经挫伤严重，呈马尾状；腋动脉、静脉自移行处离断，且残端闭塞，三角肌、肱三头肌上段自起点处毁损缺如，断面参差不齐，皮肤、肌肉广泛挫伤，断肢远端及手外形完整，无血供。急诊予以清创、止血、补充血容量等对症治疗，患者于当日 13 时收治入院。入院后给予一级护理、禁食、禁水，立即完善各项常规检查及术前准备后，在全身麻醉下行左上肢断肢再植术，术后安全返回病房，带回尿管一根引流尿液，于 2008 年 11 月 5 日拔除，中心静脉置管一根接镇痛泵，输入少浆血 600ml，血浆 400ml，补液2500ml，术后主要以硫酸异帕米星、头孢吡肟抗感染；甘露醇消肿治疗；肌内注射罂粟碱、妥拉唑啉，6 小时 1 次，止血药邦亭 2U 静脉注射。持续心电监护。患肢抬高，烤灯持续烘烤，末梢血循环良好。患者昨晚 21:40主诉伤口疼痛，长海痛尺评估为 7 分，给予哌替啶注射液 100mg 肌内注射。30min 后疼痛有所缓解，评估 3 分。今患者术后第 2 天，生命体征平稳，继续补液消炎消肿扩血管治疗。患肢抬高，末梢血循环良好。

护士长：听了张护士的汇报，大家对病情应该都有所了解，该患者目前主要存在哪些护理问题？先请责任护士小张讲一讲她提出的护理问题。

责任护士小张：针对该患者我提出了六个护理问题。

1. 疼痛——与手术创伤有关。
2. 躯体移动障碍——与术后强迫体位有关。
3. 特定的知识缺乏——与不了解康复锻炼的方法有关。
4. 潜在并发症：有感染的可能。
5. 潜在并发症：有血管痉挛发生的可能。
6. 潜在并发症：有血管危象发生的可能。

护士长：张护士一共提了 6 个护理问题，大家有没有补充的或者有不同意见的可以提出来一起讨论。

全体护士：没有了。

护士长：好，那大家就首先针对第一个护理问题讨论吧。

陈护师：这个患者的首要问题是疼痛。对于如何评估患者的疼痛程度是至关重要的，张护士，你能给我们介绍一下你是如何评价患者赵某的疼痛程度的吗？

责任护士小张：好的，疼痛评估法应选用患者最好理解的方法来评估，同时根据评估结果来对患者及家属进行健康教育，使他们了解疼痛评估的重要性，并主动协助报告患者的不适感受。临床上我们常常选用长海痛尺为工具来评估患者的疼痛程度，对每个新入院患者我们都会给他们下发 1 把"长海疼痛尺"。这是我院疼痛评估工具——长海痛尺（图1），我们教会患者及家属具体使用方法，必要时反复指导，直到完全掌握。疼痛尺上有对疼痛程度具体描述的数值，数值为 0~10，可让患者去体会感受其疼痛在某个数值上，护理上我们根据数值的变化采取相应的处理。如 0 代表无痛；1~2 代表轻度疼痛，可以忍受，能正常生活睡眠；3~4 代表中度疼痛，适当影响睡眠需用镇痛药；5~6 代表重度疼痛，影响睡眠需用镇痛麻醉药；7~8 代表剧烈疼痛，影响睡眠较重伴有其他症状；9~10 代表无法忍受的疼痛，严重影响睡眠伴其他症状或被动体位。我们还可以用脸谱来评估疼痛程度（图 2），面容 0 表示面带笑容全无疼痛；面容 1 极轻微疼痛；面容 2 疼痛稍明显；面容 3 疼痛显著；面容 4 重度疼痛；面容 5 最剧烈疼痛。

护士长：赵某，我们的张护士向你介绍的长海痛尺你现在会用吗？

患者赵某：张护士讲得很好，我现在会用了。

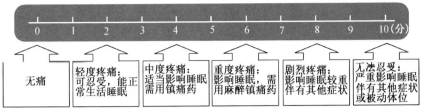

图 1　长海痛尺

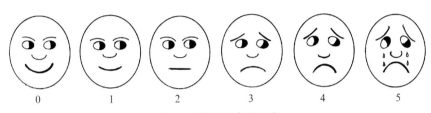

图 2　脸谱评估疼痛程度

护士长：你能向我们描述一下目前您感受到的疼痛程度大概有几分？

患者赵某：我感觉现在还能忍受，大概有 3 分。

陈护师：患者小赵描述得很好。目前赵某评估疼痛程度为 3 分，3 分时患者对疼痛的感受能够忍受状态，所以暂不需要做特殊处理。

同学小丁：老师我想问一下，除了"长海痛尺"来评估疼痛程度，还有其他方法吗？

责任护士小张：除了前面讲的方法，我们还可以使用 PAIN 的评估方法来评估疼痛的程度，即用疼痛部位、诱发因素、疼痛的程度、性质、持续时间来对患者的疼痛进行评估、报告、管理。及时从患者与家属那里得到患者有关疼痛及舒适程度的信息，以便在患者表达疼痛时再次对患者进行一次全面的疼痛评估和处理。

同学小周：老师，你能具体给我们的讲一下 PAIN 评估法吗？

责任护士小张：PAIN 中的 P(place)代表疼痛的部位，是让患者在体表上指出疼痛的确切部位；A(aggravating factors)则代表诱发因素，是询问患者疼痛的出现是否由于身体的活动而诱发，询问疼痛是否影响患者的日常生活，如睡眠、活动、饮食、心情等；I（intensity ，nature and duration of pain)是指疼痛的程度、性质、持续时间，在评估中注意保持评估的方法前后一致，选用患者最适宜的评估方法，在评估之前首先向患者介绍患者最可能理解接受的方法。

护士长:好,小张护士把疼痛评估最方便实用的方法做了很好的解释。我们一进病房就了解到患者小赵昨晚没睡好是因为疼痛,小张护士也把疼痛作为患者的首要问题提出来了。我想请大家一起来讨论一下这个患者术后为什么会产生疼痛?

陈护师:我想首先要明确疼痛的定义,关于疼痛国际疼痛研究协会(international association for the study of pain,IASP)在 1979 年所下的定义是"疼痛是一种令人不快的感觉和情绪上的感受,伴随着现有的或潜在的组织损伤。疼痛经常是主观的,每个人在生命的早期就通过损伤的经历学会了表达疼痛的确切词汇,无疑这是身体局部或整体的感觉,而且也是令人不快的一种情绪上的感受"。疼痛包含两重意思:痛觉和痛反应。痛觉是一种意识现象,属于个人的主观知觉体验,会受到人的心理、性格、经验、情绪和文化背景的影响,患者表现为痛苦、焦虑;痛反应是指机体对疼痛刺激产生的一系列生理病理变化,如呼吸急促、血压升高、瞳孔扩大、出汗、骨骼肌收缩等。

护士长:还有谁要补充吗?

李护师:疼痛产生的必要条件是要有痛觉适宜刺激和感受器,即疼痛的产生不取决于刺激的能量形式,而取决于刺激的强度。任何能量形式的刺激只要达到一定强度而成为伤害性刺激,就是引起痛觉适宜刺激。如过强的机械性刺激(打击、挤压等)、过强的物理刺激(冷、热、声、光、电等)、过强的化学刺激(强酸、强碱)及生物性刺激(毒蛇咬伤、黄蜂蜇伤等)都可引起疼痛。痛觉感受器是广泛存在于组织中的某些游离感受神经末梢,是一种化学感受器。当伤害性刺激作用于机体后,损伤的组织细胞和神经末梢即释放致痛物质,如 5-羟色胺、组胺、前列腺素、K^+ 等,这些致痛物质作用于痛觉感受器,后者产生神经冲动,传入中枢神经系统而引起痛觉,这就是第二点痛觉的传导。痛觉的传导包括皮肤痛觉的传导、深部躯干痛觉传导、内脏痛觉的传导这 3 种传导途径。深部躯干痛,它是指发生于肌肉、骨膜、关节、肌腱等组织的疼痛。其中最常见的形式是肌肉痛,主要由两种原因引起:一种是长时间肌肉痉挛,造成肌肉内血管受压,肌肉供血不足,导致部分缺血的肌细胞释放致痛物质(主要是缓激肽类)而引起的疼痛,这称为肌源性肌痛。另一种是肌肉供血不足或静脉回流受阻,造成正在活动的肌肉代谢产物(乳酸、K^+ 等)堆积而致疼痛,称之为缺血性肌痛。

护士长:刚才两位护师对疼痛发生的机制做了叙述,而我要问的是针对这个患者分析该患者术后疼痛产生的原因。

责任护士小张：断肢再植术后的疼痛一般与手术创伤、患肢肿胀、患肢急性缺血有关。结合今天的查房对象患者赵某，我们通过观察肢端肤色、皮温、肿胀程度、毛细血管反应判断再植肢体血供良好，排除了肿胀和缺血引起的疼痛，现在我认为患者术后疼痛主要与手术创伤有关。因为手术切口会损伤局部组织和神经，损伤后机体会释放炎症介质，即致痛因子，而致痛因子引起的疼痛是术后疼痛的主要病理基础。这些致痛因子主要由肥大细胞、巨噬细胞、淋巴细胞等释放，如钾离子、缓激肽、P 物质、组胺、氢离子、前列腺素、嘌呤等；它们一方面作为化学性刺激传入，引起疼痛，另一方面使高阈值的 Aδ 和 C 纤维末梢释放谷氨酸、神经激肽 A、速激肽、P 物质，这些物质作用于脊髓后角神经元 N-甲基-D-天冬氨酸（NMDA）受体和速激肽受体，使脊髓后角神经元处于除极状态，从而使其兴奋性和反应性增加而导致中枢敏感化。其结果，组织对正常的非伤害性刺激和阈上刺激反应增加，导致痛觉超敏，产生持久性疼痛。

护士长：我们现在了解了术后为什么会产生疼痛，那么处理上会常规采用哪些措施呢？

李护师：对于手术后导致的疼痛常规采用的方法有：①镇痛药的运用，轻微的疼痛临床可用索米痛片（去痛片）、塞利西卜（西乐葆）、吲哚美辛栓等治疗，疼痛较剧烈时肌内注射阿片类镇痛药哌替啶（度冷丁）、吗啡、布桂嗪等。该方法能及时镇痛，但存在个体化差异，镇痛效果不一，且不能保证术后完全无痛，患者往往会因为体位的改变、换药等刺激，再次引起疼痛。②自控镇痛法（patient-control analgesic，PCA），PCA 运用程序化微泵技术，具有连续给药的优点，通过静脉内注射阿片类镇痛药物等，达到患者自我控制疼痛的目的。PCA 给药符合药动学原理，能根据个体化的要求维持最低有效镇痛浓度，有利于患者在不同时刻、不同体质类型、就个体差异性、群类趋同性、相对稳定性及对疼痛的强度和敏感性等方面及时迅速有效地进行镇痛。

同学小丁：老师，既然镇痛泵的作用这么好，为什么患者赵某使用了镇痛泵以后还会感觉疼痛呢？

护士长：小丁同学的问题问得很好，的确镇痛泵在解决疼痛问题上起到积极的作用，但我们不能片面地认为镇痛泵一旦使用就不会有疼痛的感觉。接下来让责任护士小张回答小丁所提出的问题。

责任护士小张：首先我给大家介绍一下镇痛泵的基本知识。患者使用镇痛泵镇痛我们称之为患者自控镇痛(patient control analgesic, PCA),是指患者在体验疼痛时自己将镇痛泵内设定的小剂量镇痛药注入体内达到镇痛目的的方法。根据其给药途径的不同可分为静脉 PCA(PCIA),硬膜外 PCA(PCEA)和皮下 PCA(PCSA)等。该患者小赵采用的是静脉自控镇痛法(PCIA)。PCA 内加入枸橼酸芬太尼 1.4mg 和 78ml 的复方乳酸钠。我觉得患者小赵使用镇痛泵后依然感觉疼痛,可以从以下几方面来查找原因。①参数设定值是否过小,该患者的参数设定为负荷量 5ml,持续剂量 2ml/h,追加剂量每次 0.5ml,锁定时间15~20分钟。②PCA 给药装置是否正常运行,患者赵某的 PCA 在术后已经通过病房护士与麻醉医师的交接班,确认给药装置正常运行。③使用 PCA 时导管是否通畅,可通过术后告之患者及家属要保持导管通畅,防止打折、扭曲,翻动时托住置管防止牵拉或脱出。④患者对药物是否不敏感,这与患者是否有过安定药等精神类药物的用药史也有一定的关系,对麻醉药敏感性下降,在麻醉药量比较小时镇痛效果较差。患者赵某以前没有精神类药物的用药史,PCA 给药装置亦在正常运行,导管在位通畅,所以我考虑赵某的疼痛是第一个因素镇痛参数设置过低的可能性较大。针对这个问题,我教会患者在疼痛时按压自控键追加剂量,间隔时间为15~20 分钟。

护士长:疼痛如不能缓解或有效解决可能造成什么危害?

李护师:疼痛可诱发血管痉挛,痉挛时间过长,可造成血管栓塞。最终导致手术的失败。

护士长:疼痛为什么引起血管痉挛?除了疼痛,还有其他因素可导致血管痉挛吗?

陈护师:断肢再植术后常见由疼痛引起的交感神经兴奋所致神经性痉挛和(或)术中血管外膜的分离、牵拉、创伤等机械性刺激,术后炎症对血管壁的化学性刺激及固定部充分的骨断端的刺激等引起血管壁层平滑肌的肌性痉挛。痉挛后血流通畅性将受到影响,并能继发血栓形成,使管腔完全阻塞,从而导致手术失败。引起血管痉挛的原因除了疼痛外还有很多,常见的是全身性因素如情绪的变化、吸烟、血容量不足、低血压、炎症或错误地使用血管收缩药等,还有局部性因素如寒冷、机械刺激等。

同学小王:老师,现在我明白了哪些因素可以引起血管痉挛,那到底什么是血管痉挛呢?

李护师:血管痉挛是指血管过度的收缩或扩张不足,是一种可逆的变化。

　　同学小丁:老师,我们在书上学习到对于血管痉挛的解释是由于血管壁平滑肌强烈收缩,导致管腔狭窄,造成血流量减少。

　　责任护士小张:书上的解释没有错,最初认为所谓血管痉挛是指动脉在一段时间内呈异常收缩状态。后来在学术文献中的解释是指血管过度的收缩或扩张不足,是一种可逆的变化。血管壁平滑肌强烈收缩,管腔狭窄,造成血流量减少,严重者可造成管腔完全闭塞。痉挛时间过长,可造成血管栓塞。

　　同学小王:老师,我想问一下血管痉挛为什么会引起血管栓塞呢?

　　责任护士小张:关于这个问题,我们要先从血栓形成开始讲,血栓形成是指血液在流动状态中由于血小板的活化和凝血因子被激活而发生的异常凝固。血栓形成常有以下几个诱发因素,体内异常的血脂、血管内膜的破损、血流速度的减慢。当血管痉挛时血管壁平滑肌强烈收缩,管腔狭窄,造成血流速度减慢,在诱发凝血过程的因素作用下,血液中的凝血系统和纤维蛋白溶解系统的动态平衡被破坏,触发了凝血过程,便可导致血栓的形成。

　　同学小王:哦,我明白了。

　　护士长:通过讨论我们对血栓的形成也有了一定的认识,那临床上我们如何做到早期发现呢? 张护士你是如何去观察赵某手术后肢体情况的?

　　责任护士小张:我们在断肢再植术后 24 小时内每 30 分钟观察 1 次,术后 3 天内每小时观察 1 次,观察皮肤颜色、血管搏动、毛细血管反应和皮温。如果颜色变紫、毛细血管反应变快、肿胀为静脉血流障碍。如果皮肤颜色苍白、毛细血管反应变慢、血管搏动消失、皮温降低为动脉血流障碍。发现血管危象异常情况应及时采取相应措施。

　　护士长:很好,刚才小张提及了一个重要概念即血管危象,它包括静脉血流障碍和动脉血流障碍,正常的皮肤颜色、血管搏动、毛细血管反应和皮温情况是怎样的呢? 请同学小周来回答。

　　同学小周:正常指甲及指腹皮肤颜色应红润、饱满,皮温在 33～35℃ 或与健侧温差在 0.5～2.0℃,色泽与健侧相同或稍红于健侧;轻度肿胀,常于术后 3～7 天逐渐消退;毛细血管反应充盈时间为 1～2 秒。

　　护士长:小周回答的不错,那我们应该如何来观察肢端肤色、皮温、肿胀程度、毛细血管反应呢?

李护师:观察时用示指指腹或棉签均匀按压皮瓣,使其颜色变苍白,解除压迫后肤色应在1～2s转红润,否则为异常。如指甲及指腹苍白或浅灰色,皮温下降,张力低,毛细血管反应慢时,提示发生了动脉痉挛或栓塞;指甲或指腹发绀,指腹肿胀,毛细血管反应可存在,皮温下降,提示静脉痉挛或栓塞。

护士长:李护师讲了关于血管危象的观察方法和辨别,大家有没有补充的?

陈护师:我来补充一些,我们可以通过观察指、趾、皮肤的温度、颜色、动脉搏动、肢体肿胀程度、运动能力、皮肤知觉及疼痛的程度来判断。如出现患侧肢体皮肤苍白、灰暗,皮肤皱纹加深,皮温降低,患肢抬高时皮肤出现花斑;指腹张力下降、瘪陷,毛细血管充盈时间延长,脉搏减弱或消失;指端侧方切口不出血或缓慢渗出暗红色血液就说明是动脉危象;如出现患肢皮肤紫暗,皮纹变浅或消失,皮温下降,患肢抬高时无花斑;指腹张力增加、丰满、膨胀,毛细血管充盈时间缩短;脉搏存在;指端侧方切口出血活跃,初呈淡紫色,继之为鲜红色就说明是静脉危象。

护士长:大家讨论得很好,我们对血管危象的观察有了一定的了解,那么我们可以采取哪些措施来预防呢?大家一起来讨论发言,赵先生你也听一下我们讨论,对你一定会有所帮助。

患者赵某:好的。

李护师:预防血管痉挛的发生,我采取的措施有以下几个方面。首先术后镇痛是最为重要的,应该先对疼痛原因进行分析,采取心理护理、自我放松与按摩、保持环境安静及适当的药物镇痛等护理措施进行干预。通过上述措施,使环境安静,患者情绪稳定,思想轻松,从而提高疼痛阈值,增加对疼痛的耐受力,同时按医嘱给予药物镇痛等措施,有效地镇痛,减轻了患者的痛苦。

陈护师:消除心理障碍也是预防措施之一,术前患者反映的心理问题为绝望、悲观,担心肢体的残缺。主要表现为情绪低落,语言流露出沮丧和恐惧、情绪紧张,术后又因为环境的陌生、疼痛及各种操作刺激,使患者交感神经纤维过度兴奋,致使血管壁平滑肌持续收缩。这不仅使局部血管供血不足,同时使吻合口血流减慢,若痉挛不及时解除,很容易发生血栓,使血管阻塞。针对这些原因,我们护理人员对患者要热情、和蔼、富有同情心,不仅要介绍病房环境和病友,而且要重点介绍再植成活的可能性、成活后对生活的影响及术后的注意事项等,使患者对手术和预后有大致的了解,恢复对新生活向往的信心,尽快摆脱绝望、恐惧心理,防止血管危象。通过安慰和介绍,使患者能够消除恐惧、紧张情绪,积极配合治疗和护理。

赵护士:预防寒冷刺激也很重要,因为寒冷容易引起血管危象。我们在术后保持病房相对无菌,病房空气用紫外线照射消毒,将室温调至24～26℃,相对湿度维持在60%～70%,为防止灼伤,在患肢上方距离33～50cm处用60～100W的鹅颈灯照射再植肢体5～7天,以使局部的血管扩张。可使用半导体点温计准确测量肢端皮温,同时测量健侧相对部位皮温做对比。然后准确无误地记录患肢与健肢皮温的数值,健患侧对照,如再植肢体皮温比健侧高0.5～2℃,表示肢体血循环好;如患侧低于健侧温差大于3℃,提示血循环障碍,即刻向医师反馈。在患肢血循环较差时,则不宜用鹅颈灯,以免增加局部组织的代谢。

王护士:要求患者不能吸烟,因为烟内含有较多的尼古丁,无论是直接还是间接吸烟,皆可经肺进入血管内,刺激血管,导致痉挛。要告知患者主动吸烟与被动吸烟有相同的危害性,要做好患者及陪护人员的思想工作。对有吸烟嗜好的患者,在入院后即戒烟,同时其他人员在病房内禁止吸烟。

胡护士:也不能忽视血容量不足的因素,如有此因素存在,应及时输血、输液,纠正血容量不足。因为患者失血过多,形成低血压,容易使血管吻合口堵塞;同时贫血可导致再植肢体低氧,影响再植肢体成活。所以要积极采取措施,控制出血,并补充血容量。

陈护师:术后体位不当也可影响断肢(指)端血供,过高影响动脉供血,过低对静脉回流不利,导致局部肿胀。一般让患者抬高患肢高于心脏10～15cm,尽量减少不必要的翻身和起坐排便等动作,避免发生血管危象。还要给患者做好活动指导,过早下床活动可因骨、肌腱固定不牢致使吻合口撕脱,导致再植术失败。故宜在2周后下床,并逐渐进行功能锻炼。

护士长:谁还要补充吗?

李护师:我还要补充一点,我觉得预防便秘也是我们应该注意的问题,因为便秘引起腹压增大,致使上肢静脉回流受阻,易引起静脉危象。术后我们应鼓励患者多饮水,多进食高蛋白、高纤维素食物,防止便秘,必要时给予缓泻药。

陈护师:我觉得还需要防止输液反应,因为输液反应可使肌肉收缩,对已经修复的肌腱起到牵拉作用,同时可使周围血管痉挛。一旦出现输液反应迹象,立即更换新的输液器及液体,并给予抗热源反应药物,如异丙嗪等。

护士长:关于观察及预防血管危象都有了一定的了解,一旦发生血管危象我们又该如何处理?

责任护士小张:确定了血管危象后,应根据是静脉危象还是动脉危象而做出相应的处理。①因为静脉危象多见于静脉栓塞,早期可行手术探查。但因静脉回流不足或痉挛所致静脉危象,可全身应用肝素,指侧小切口或拔甲放血局部滴注小剂量肝素等措施,多数效果良好。静脉滴注肝素,虽然有一定的疗效,但用药过多导致自发性出血,且每次注射前需测定凝血时间,加重了护理量。患者也感痛苦,因此,最好局部应用小剂量肝素。因小剂量肝素不但有抗凝、解痉的作用,同时能促进血管内皮细胞生长,抑制血小板凝集。②对于动脉危象的处理除上面所说的,首先应检查敷料包扎是否过紧,去除外压,还要检查有无干固血痂压迫伤口,张力是否过大,有无血肿或肿胀,如有发现应立即排除,同时适当升高室温,给予肌内注射罂粟碱 50mg、妥拉唑啉 25mg 并进行动态观察 1 小时,如有改善则继续上述治疗,如无明显改善,则必须立即行手术探查,根据情况做适当处理。

护士长:讲到这里,大家应该对断肢再植术后一些并发症及护理都了解了吧?大家还有没有其他问题?

患者赵某:护士长不好意思,打断一下。我想问一下,我现在真的一支烟也不能吸了吗?有那么严重吗?

护士长:那是当然,看来还要让护士小张给你再讲讲吸烟的危害性。

责任护士小张:好的,为什么我们一再强调断肢再植后要绝对禁烟,因为血管对烟的刺激较敏感,烟内含有较多的尼古丁,无论是直接还是间接吸烟,皆可经肺进入血管内,刺激血管,它可使小动脉痉挛,手指血管阻力增加;还可使血小板凝聚,黏稠度增加,血流变慢,是动脉危象有效诱发因子。而且被动吸烟与主动吸烟同样有害,即使伤口已经愈合,动脉痉挛仍可致动脉危象而引起再植肢体坏死。因此,我们需加强病房管理,做好患者及陪护人员的思想工作,对有吸烟嗜好的患者,入院后即戒烟,同时其他人员在病房禁止吸烟。1999 年某市人民医院就有一例患者因偷偷吸烟而出现血管危象,造成再植失败。小赵,你如果想手术成功的话,就一定不要动吸烟的念头。

患者赵某:这么严重,那我戒,我肯定不吸烟了。

护士长:关于血管危象的观察及处理大家还有什么不明白的吗?

全体护士:没有了。

护士长:由于时间关系,今天的查房就先进行到这里,看来大家都做了充分的准备,通过这次查房希望大家以后碰到类似的病例时,能更好地去护理。小赵,谢谢你的配合,祝你早日康复。

患者赵某:护士长,谢谢你们。今天听了你们的查房之后,不仅让我对自己的病情有了更进一步的了解,而且更能明白你们的良苦用心,谢谢你们,我会好好配合你们的治疗。

(汪小冬　沈雯佳)

主要参考文献

[1] 殷磊,仓海斌,胡玉华,等.负压封闭技术在严重软组织缺损断肢再植的应用[J].中国矫形外科杂志,2016,24(22):2106-2109.

[2] 张全英,朱玉花,李琼,等.断肢再植术后感染患者甲襞微循环及血流指标的变化观察[J].中华医院感染学杂志,2016,26(13):3046-3048.

[3] 方彩琼,沈惠玲,覃秋旺.断肢(指)患者焦虑抑郁情绪与应对方式相关性研究[J].安徽中医药大学学报,2014,33(3):59-60.

[4] 王静,赵军舰,孙丽娜.断指再植 35 例围术期护理体会[J].武警后勤学院学报,2013,22(11):1027-1028.

[5] 邵秀慧,张金成.持续质量改进在断指再植病人疼痛护理管理中的应用[J].护理研究,2016,30(8):2913-2914.

第二节　骨盆骨折

> **查房内容:**骨盆骨折合并失血性休克的观察与护理
> **查房形式:**三级查房
> **查房地点:**骨科病房
> **参加人员:**护士长、主管护师小王、护师小张、责任护士小李、护士小陈、护士小赵、进修护士小吴及实习同学小于

护士长:大家好! 今天我们将对 1 例严重骨盆骨折合并失血性休克患者进行护理查房。骨盆骨折(pelvic fracture)是一种严重创伤,多为强

大的暴力直接作用于骨盆所致,其中以交通事故和房屋倒塌、高空坠落伤等高能量损伤多见。除了局部肿胀、疼痛、功能障碍之外,常合并大量出血,休克发生率很高,又常常合并腹腔、盆腔脏器损伤,泌尿、生殖道损伤及血管、神经损伤,病情变化迅速,病死率较高。在 1890 年之前,骨盆骨折的病死率为 84%,到 1930 年大约为 30%,在近 20 年,由于诊疗器械的发展、应用扩充血容量和早期外科技术及各种监测技术等广泛的开展,骨盆骨折的病死率下降至 5%~20%。骨盆骨折的主要危险在于其并发症,其中骨折引起的出血性休克是导致死亡的第一位因素。因此严密的护理观察为及时有效的治疗提供依据,采取针对性的护理对策,可以减少并发症和病死率。我在 2 天前请大家做了病历及相关资料的查阅,现在我们先请责任护士小李汇报一下病史。

责任护士小李:14 床患者,姚某,女性,21 岁。4 月 1 日因不慎被重型卡车撞伤,当即感髋部、右大腿剧烈疼痛、畸形、不能活动;受伤当时神志清楚,不伴恶心、呕吐等症状,于 12:30 送至我院急诊。急诊 X 线片示"骨盆多发骨折,左侧骶髂关节分离,双侧耻骨上下支骨折,耻骨联合分离;右股骨中段骨折"。患者神志清楚,血压 100/70mmHg,脉搏 100 次/分,呼吸 23 次/分,血氧饱和度 98%。予以留置尿管 1 根,引流尿液颜色黄清,尿量 300ml。查体腹软平坦,无压痛、反跳痛,肠鸣音存在。右大腿肿胀压痛,足背动脉搏动存在,骨盆挤压分离试验阳性。头颅 CT 未见明显异常,B 超示:肝、胆、胰、脾、肾未见外伤后改变。30 分钟后患者出现神志淡漠、心率逐渐增快,血压逐渐下降,由 100/70mmHg 逐渐降至 70/50mmHg,脉搏 120~140 次/分,此时尿量为 20ml/h。给予镇静、吸氧 4L/min,于左、右上肢分别建立外周静脉置管,输入全血、琥珀酸明胶、平衡盐水,巴曲酶 1U 肌内注射,巴曲酶 1U 静脉注射。经静脉滴注多巴胺及加快输血补液速度,血压升至 90/60mmHg。给予呋塞米 20mg 静脉注射,尿量恢复至 35ml/h。经积极抗休克治疗,血压为 90~100/50~60mmHg,为进一步治疗,以"骨盆多发骨折、右股骨干骨折"收治入骨科。

入科后护理查体,体温 36.8℃,脉搏 130 次/分,呼吸 23 次/分,血压 99/58mmHg,神志清楚,表情淡漠,口唇、眼结膜苍白,四肢厥冷,呼吸急促。面罩吸氧 4L/min,血氧饱和度 98%。患者全身皮肤黏膜无明显黄染。双侧瞳孔等大等圆,对光反应存在。心律齐,心率 130 次/分,各瓣膜听诊区未闻及明显病理性杂音。腹软平坦,无压痛、反跳痛,肠鸣音存在。

专科情况,视诊,面色苍白。触诊,四肢厥冷,皮肤潮湿,毛细血管充盈时间延长,骶尾部、腹股沟区触痛,直肠指检未见异常。

实验室检查,入院时血常规白细胞 $6.52\times10^9/L$,血红蛋白 72g/L,血小板 $75\times10^9/L$。目前患者的白细胞为 $9.86\times10^9/L$,血红蛋白 120g/L,血小板 $46\times10^9/L$。

入科后局部麻醉下行右颈内静脉穿刺,置管 1 根刻度为 19cm,同时连接中心静脉压装置,测中心静脉压 $5cmH_2O$。查血细胞比容为 18%,输红细胞悬液 1200ml、血浆 600ml。现患者入院后第 3 天,给予一级护理、禁食、持续心电监护。右颈内静脉置管 1 根(刻度为 19cm),右上肢周围静脉置管 1 根,留置尿管 1 根,目前主要治疗方案如下。①循环方面,适当补充液体,给予琥珀明胶 500ml 静脉滴注扩容,必要时给予心血管活性药物多巴胺维持血流动力学平稳;②予以面罩吸氧 4L/min,保证氧合,给予盐酸氨溴索注射液 300mg 泵注化痰,维持气道通畅;③抗感染治疗,予以头孢吡肟 2g,3 次/日,硫酸异帕米星 400mg,2 次/日;④重要脏器功能维护,予以奥美拉唑 80mg 静脉推注 2 次/日,保护胃黏膜;给予乌司他丁 20 万 U 减轻全身炎症反应。

护士长:听了护士小李汇报的病史,我们对该患者的情况有了大致了解。大家有没有补充或想进一步了解的情况?

护师小张:我想问一下患者这 2 天的 24 小时出入量分别是多少?

责任护士小李:患者入院后第 1 天,输入红细胞悬液 1200ml,血浆 600ml,补液 3000ml,入量为 4800ml,尿量有 3000ml;第 2 天,输入红细胞悬液 600ml,血浆 200ml,补液 2250ml,入量为 3050ml,尿量有 2800ml;今日为第 3 天,需输入红细胞悬液 400ml,血浆 200ml,补液 2000ml。

护士长:大家还有什么问题吗?

全体护士:没有。

护士长:好的,请护士小李讲一讲她认为患者现存的主要护理问题是什么?

责任护士小李:我认为目前患者主要存在着组织灌注量改变的问题。理由是从患者的病史中可以看出患者有明显的外伤史,X 线片示"骨盆骨折、股骨干骨折",可以导致大量出血。从临床表现这方面,也证实患者有出血情况。如患者入院后出现表情淡漠,口唇、眼结膜苍白,呼吸急促,四肢厥冷,毛细血管充盈时间延长。再者,从入科时生命体征方面也支持组织灌注不足这一护理问题,如血压 99/58mmHg,脉搏 130 次/分,呼吸 23 次/分;从血常规中看:血红蛋白 72g/L,血细胞比容 18%,血小板 $75\times$

10^9/L。综上所述，均表明患者由于大量出血，导致循环血量减少，组织灌注量不足。

护士长：很好，接下来谁能说说组织灌注不足对机体的影响？

护士小陈：由于车祸这种高能量损伤导致骨盆骨折、右股骨干骨折，从而引起大量出血。在严重创伤情况下，大量血液或血浆渗出液的丢失，或在体内组织间隙积聚，使有效循环血量显著减少，致使重要器官的血液灌注量不足，动脉压降低。

如果血容量得不到及时纠正，机体因动脉压降低而引起的交感神经高度兴奋，四肢、肠道和肾的血管将显著收缩，心、脑血管收缩较轻。由于小血管长时间处于收缩状态，进入微循环的血量和血流速度明显减少、减慢，组织和器官的血液灌注不充分，细胞得不到足够的氧和营养物质，细胞代谢产物和有害的血管活性物质大量积聚，难以排出。这些物质可以引起微血管扩张，血液淤滞，血管通透性增加，使有效循环血量进一步减少，组织血供不足缺氧，功能障碍乃至衰竭。

实习同学小于：老师，为什么骨盆骨折会引起大量出血呢？

主管护师小王：这主要与骨盆的解剖特点及结构有很大关系，骨盆骨折后会出现骨折断端渗血、盆腔静脉丛损伤出血及骨盆内血管损伤出血。

护士长：请小王老师给大家详细说明一下骨盆的解剖特点及结构为何会导致骨折后大量出血？

主管护师小王：首先我们可以从骨盆的解剖特点来看，构成骨盆的大部分骨松质（如髂骨、骶骨等），其血供非常丰富。当骨盆骨折后，骨折的断端可大量渗血。而渗血量的多少与骨折的严重程度成正比，这种渗血通常不易止住，是发生失血性休克的一个重要出血源。

另一个原因是围绕盆腔内壁具有异常丰富相互连通的静脉丛，面积为动脉的 10～15 倍，形成血管湖。静脉丛血管壁薄，收缩性差，周围又多为疏松组织，无压迫止血作用。当骨盆骨折时，极易伤及静脉丛，引起大出血。而骨盆内血管从大的动脉主干到小的血管分支，纵横交错，与骨盆关系密切。骨盆前部骨折可伤及闭孔动静脉、阴部动静脉、耻骨动静脉、髂外动静脉分支，有时甚至伤及髂外动静脉主干；骨盆侧部骨折可伤及闭孔动静脉；骨盆后壁骨折可伤及腰动静脉、髂腰动静脉、骶外侧动静脉、骶中动静脉、骶正中动静脉、臀上动静脉。

我们可以从 X 线片报告看出，此患者在车祸这种高能量致伤机制下，发生了骨盆多个部位的骨折，左侧骶髂关节分离，双侧耻骨上、下支骨折,耻骨联合分离,这可能造成上述几组血管同时受损,从而发生大出血。

护士长:嗯,是的。骨盆骨折为骨松质骨折,本身出血较多,骨盆骨折错位,常损伤靠近盆壁的血管,加以盆壁静脉丛多且无静脉瓣阻挡回流及中小动脉损伤均可导致骨盆骨折大量的出血。另外骨盆骨折引起出血的因素还有骨盆壁及邻近软组织撕裂出血及盆腔内脏器官破裂出血,这两个因素也是重要的出血源。

实习同学小于:老师,临床上遇到这种骨盆多发骨折,股骨干骨折合并有失血性休克的患者,该如何判断患者的失血量是多少呢?

护士长:这个问题提得很好。临床上判断失血量有好几种方法,下面请各位老师说说临床上我们是如何判断失血量的。

责任护士小李:可以根据单侧闭合性骨折的部位对失血量进行估计,例如骨盆骨折失血量一般为 1000～2000ml,单侧的股骨干骨折失血量一般为 800～1200ml。按照这样估计此位患者姚某失血量为 1800ml 以上。

护士长:严重的骨盆骨折常有大量出血,出血量在 1000ml 以上,积聚于后腹膜后,耻骨联合分离可使骨盆容积增大。当耻骨联合分离 3cm,骨盆容积可增加 4000ml。

护师小张:我们还可以根据血压和脉率等生命体征的变化及临床表现来估计失血量。患者姚某入院时脉搏为 130 次/分,脉速而细弱,估计为Ⅲ级出血,失血量达血容量的 30%～40%。而姚某体重 66kg,成人女性的总血量约占体重的 7.2%,此患者血容量约为 4752ml。失血量估计 1425ml 以上。

实习同学小于:老师,您说这位患者是Ⅲ级出血,那出血共分为几级,又该如何判断呢?

护师小张:临床上我们一般把失血量分为四级。Ⅰ级出血,急性失血量占体内总血容量的 15%(750ml 以上),其临床表现为脉搏增快外无其他症状,血压、呼吸和毛细血管再充盈试验均为正常。Ⅱ级出血,急性失血量达体内总血量的 15%～30%(750～1500ml),临床表现为焦虑不安,脉搏超过 120 次/分,呼吸 20～30 次/分,收缩压下降,脉压变小,毛细血管充盈试验超过 2s,尿量尚可。Ⅲ级出血,失血量达体内总血量的 30%～40%(1500～2000ml),临床上心脏、血流动力学表现较Ⅱ级更重,且有精神错乱及尿量减少。Ⅳ级出血,失血量达体内总血量的 40% 以上(>2000ml),患者可以由嗜睡、精神错乱发展到昏迷,收缩压低于 50～60mmHg 或测不到,无尿。

主管护师小王：我们还可以利用休克指数估计失血量：休克指数＝脉率/收缩压。休克指数是一个较易计算并与左心室搏动相关联的合成指标。左心室搏动依赖于心排血量和血容量的状态，因此当左心室功能下降和血容量降低时可直接影响休克指数的值。当休克指数为0.5时，血容量正常；休克指数为 1 时，失血量占全身血容量的 10％～30％（500～1500ml）；休克指数为 1.5 时，失血量占全身血容量的 30％～50％（1500～2500ml）；休克指数为 2.0 时，失血量占全身血容量的 50％～70％（2500～3500ml）。姚某的休克指数我计算了一下是 1.4，失血量有1500ml以上，约占全身血容量的 30％。所以有明显血容量不足的表现。

护士长：很好。临床上我们对失血量的估计有时是比较困难的，特别是严重创伤、多发创伤及闭合创伤时。由于生命体征常规用以评估患者的循环状态，血压下降、心动过速、血细胞比容是判断血容量减少的相对敏感指标，但根据此判断的估计量与实际失血量往往存在较大差距。比如在休克前期，血压可以是正常或偏高；血细胞比容在急性失血后短时间内变化不明显，需等待组织间液补充后方能反映出丢失程度，故仅凭以上单一指标对及时准确估计失血量较为困难。在判断失血量时，我们应结合患者全身情况进行综合准确评估。对失血量的准确评估对科学、合理输血输液、及时恢复有效循环血容量有着非常重要的临床意义。

实习同学小于：老师，由此看来，严重骨盆骨折出现大量出血，发生组织灌注不足、失血性休克的概率会很高了？

护士长：是的。骨盆骨折多见于平时交通事故等高能量外伤，据胥少汀等报道骨盆骨折合并休克的发生率可达 30％或更多。失血性休克是骨盆骨折最常见的并发症，所以对骨盆骨折患者，我们一定要通过细致、严密的护理观察，评估组织灌注量的改变，及早发现休克及防止休克的进一步发展。现在讨论一下对于组织灌注不足，我们护理观察的要点有哪些？

护师小张：我们需要严密观察患者的生命体征、意识和精神状态、面唇色泽、肢端皮肤温度及尿量。

护士长：好的，接下来我们讨论一下如何观察。

主管护师小王：首先，对患者的意识和精神状态的观察很重要，因为意识可反映脑部的血液灌注情况及缺氧程度。休克早期，脑组织血供尚好，缺氧不严重，神经细胞反应呈兴奋状态，患者常表现为躁动不安。休克中晚期转为抑郁而淡漠，甚至昏迷，表明神经细胞反应由兴奋转为抑制,脑部血循环不良,病情由轻转重。这位患者在急诊抢救时曾出现过神志淡漠,经积极抢救神志转清。

　　护师小张:其次,是皮肤色泽与肢端温度的观察。皮肤色泽与肢端温度可反映外周灌注的情况。休克早期皮肤苍白、肢端皮肤湿冷,提示外周血管收缩,微循环灌注不足。如前胸或腹壁有瘀点或瘀斑,提示有 DIC 可能。

　　责任护士小李:再次是血压、心率、呼吸变化的观察,生命体征可反映组织灌注量是否充分。每隔 15～30 分钟测生命体征 1 次,并详细记录,病情稳定后可改为每小时 1 次,如发现在输血、补液的情况下血压仍一度下降,提示患者有活动性出血的迹象。应及时报告医师,采取进一步措施处理。

　　护士小赵:还有就是尿量的观察非常重要,因为尿量变化是早期诊断休克的主要指标。肾功能的改变在休克早期就可发生,这时发生的是功能性的急性肾衰竭,因为它还不伴有肾小管的坏死。其主要临床表现为少尿($<400ml/d$)或无尿($<100ml/d$)。当休克持续时间较长时,可引起急性肾小管坏死,发生器质性的肾衰竭。此时即使肾血流量随着休克的好转而恢复,患者的尿量也难以在短期内恢复正常。所以我们应予以患者留置尿管,并详细记录尿量,注意有无进行性肾衰竭。通常收缩压在 80mmHg 上下时,尿量为 20～30ml/h,尿量＞30ml/h 表示肾血流灌注好转。

　　此患者姚某在急诊给予留置尿管后至出现病情变化,1h 尿量仅为 20ml,提示少尿。当患者血压升至 90/60mmHg 后,应用了呋塞米(速尿)20mg 静脉注射,患者的排尿量增加,说明尚未发生器质性的肾功能损害。

　　护士长:我们此例患者已出现有效循环血量不足,组织灌注量改变发生休克,责任护士小李给我们说说你采取了哪些护理措施? 为什么采取这些护理措施?

　　责任护士小李:好的。由于患者在急诊已给予抗休克治疗,在血压相对稳定,波动于 90～100/50～60mmHg 后转入我科。由急诊带入左、右上肢外周静脉置管 2 根,留置尿管 1 根。第一点,在入科后我们首先将患者安置于抢救室,尽量减少患者的搬动,采取平卧位。目的是为了避免搬运中扰动不稳定的骨盆,增加创伤出血,加重休克。因为搬运不当或过多的活动下肢,使已失去稳定性的骨盆发生再次移位,增加损伤盆壁静脉丛及盆腔血管的机会,而且导致髂腰肌、臀肌收缩牵拉髂骨引起疼痛。我们这位患者存在耻骨上、下肢的骨折,抬高下肢时会使髂腰肌收缩压迫骨折断端而引起疼痛,所以我们让她采取平卧位,能避免骨折端移位导致出血与疼痛。第二点,就是迅速建立右颈内静脉置管1根(刻度为19cm),同时连接中心静脉压(CVP)装置,测CVP,4h 1次,以便观察中心静脉压与补液的关系及时调整输液速度。因为2~3条静脉输液通道可快速、有效地补充血容量如输血输液及应用血管活性药物。浅表静脉适宜均匀而缓慢地滴入血管活性药物或其他需要控制滴速的药物。深静脉置管并安置中心静脉压装置,既能解决快速输液,又能进行血流动力学观察。我们通常可选择锁骨下静脉、颈内静脉、颈外静脉,但要注意避免选择股静脉或下肢静脉穿刺。

实习同学小于:不好意思,打断一下老师。我想问问为什么骨盆骨折患者建立静脉通道时要避免选择股静脉或下肢静脉穿刺?

主管护师小王:这是因为骨盆骨折后可导致下腔静脉循环回流障碍,进行股静脉或下肢静脉穿刺后,补充的血容量得不到有效的循环。例如,骨盆骨折时撕裂骨筋膜静脉丛或髂内静脉分支破裂,经由下肢静脉输入的血容量又从破裂的血管溢入盆腔。而且股静脉置管导致静脉内膜损伤,加之骨折后下肢血液回流缓慢,这样使患者发生深静脉血栓栓塞的风险加大,所以,我们一定要避免选择股静脉置管或下肢静脉穿刺。

责任护士小李:第三点是合理补液,迅速恢复有效循环血量。由于该患者在急诊已给予抗休克治疗,我们入科护理体检所得到的血压和脉率不能完全反映出患者的失血量。所以我采用根据创伤的性质、范围这方面来判断此患者失血量为1800ml以上。遵医嘱快速输入晶体液、平衡盐溶液、生理盐水100ml＋头孢吡肟2g,以增加回心血量和心排血量。后输入胶体液,少浆血1200ml、血浆600ml、琥珀明胶500ml,以减少晶体液渗入血管外第三间隙。

护士长:关于这点,我来强调一下。我们在执行医嘱时,一定要注意输液速度及量与质的合理安排。掌握好合适的输液速度是落实液体复苏的切实保证。在抗休克早期,补液量可适当大些,速度可适当快些,甚至可以在8h内输入全天总量的1/2以上,但是在休克完全稳定后,就不宜再快速大量补液。此时,机体的应激状态得到显著改善,全身组织间的水分就会回到血管里,增加了心脏的负担,此时补液速度不仅应慢下来,而且总入量应≤出量。还有就是在输液时,尤其在抢救过程中,应准确记录输入液体的种类、数量、时间、速度等,并详细记录 24h 出入量,可作为后续治疗的依据。

进修护士小吴:讲到补液,在这我想向各位老师请教一下液体复苏及补液的问题。对于失血性休克,传统观念是立即大量补液、补血,使血容量快速恢复,将血压维持在正常水平作为早期救治的目标。但在活动性出血未得到控制前,快速的液体复苏会使血压升高,导致已形成的血栓被破坏,引起稀释性凝血功能障碍,组织氧供减少,进一步增加失血,从而使并发症和病死率增高。故近年对这种未控制出血的创伤失血性休克,提出了限制性液体复苏这一概念。但是我对此还不是很了解,比如,我们此例患者为何不进行限制性补液治疗?

护士长:好的。我先来说说限制性液体复苏的概念。限制性液体复苏又称为低血压性液体复苏或延迟性液体复苏,即在止血前仅给予少量液体复苏以维持机体的基本需要,彻底止血后再给予充分液体复苏。它的目的就是寻求一个复苏的平衡点,此点既可相对恰当的恢复组织器官的灌注,又可不至于过分扰乱机体的代偿机制和内环境。限制性液体复苏能有效改善休克期组织脏器的灌注和氧供,又不会导致血液过度稀释;在允许的低血压范围内有效的预防血栓脱落和再出血。创伤出血后控制液体输入,能逐渐建立循环,减少再灌注时氧自由基等活性氧成分的产生,从而改善免疫反应。适量的晶体液输入可降低毛细血管通透性,减少白细胞渗出,抑制白细胞的黏附,有效地阻止缺血再灌注损伤,而不是依赖大量液体的输入维持血压来达到复苏的目的。

由于临床上情况复杂,牵涉受伤的类型、出血时间、出血量、患者的年龄及病史,出血量和出血速度不一样,因而休克的程度也不同,多数病例保证不了心、脑、肾等重要脏器的灌注。因此无论输液的量和速度都不能千篇一律;在失血性休克期间机体可通过自身调节进行代偿,然而代偿是有限的,甚至是有代价的。有的代偿时间是 1h,称之为"黄金时间(小时)",如发生大血管或心脏破裂甚至会当场死亡。

王彦在对限制性液体复苏研究进展一文中就提出限制性液体复苏在应用临床前,还有下列因素需进一步研究。①限制性液体复苏阶段最适当的灌注压(临界血压)和该灌注压维持的时间;②活动性出血(失血性休克)的受伤类型、出血时间、出血量、年龄、既往病史(心、脑、肾慢性病史)及种族,在限制性液体复苏时临界血压和该灌注压维持的时间;③最佳复苏液体种类及剂量;④心脏停搏问题;⑤适应证及禁忌证;⑥监测限制性液体复苏最佳临床及实验室指标标准。

　　我们这例骨盆骨折患者经过液体复苏后没有出现血压进行性下降，说明没有活动性出血。在补液时选择为晶体液与胶体液组合输注：用4％琥珀酸明胶（佳乐施）与乳酸钠林格液（平衡液）。由于琥珀酸明胶的容量效应相当于所输入量，并且不含有致热原，变态反应低，同时对凝血功能干扰小。输入后能增加血浆容量，使静脉回流量、心排血量、动脉血压和外周灌注增加，而且所产生的渗透性利尿作用有助于维持休克患者的肾功能。这样既减少了输液量，又减轻脏器的负荷。

　　进修护士小吴：谢谢，护士长让我对限制性补液有了更深入的了解。

　　实习同学小于：老师，补液速度过快过量容易发生肺水肿、脑水肿。而补液速度过慢，组织灌注和内环境难以及时得到改善，直接影响到抗休克的疗效。前面，李老师讲到用中心静脉压来调整输液滴速，我想了解一下具体该如何控制输液速度。

　　主管护师小王：这个问题我来解答。临床我们主要是根据患者的血压和中心静脉压来调整输液滴速。由于中心静脉压（CVP）代表右心房或上、下腔静脉近右心房处的压力，它可以反映右心室充盈压的变化。它在一定程度上反映测压当时患者的有效血容量、心功能和血管张力等综合状况。因此，连续测定中心静脉压的改变，可动态了解血容量的变化及判断心脏对补液的耐受能力，是调节输液治疗的一个重要参考指标。CVP 的正常值为 $6\sim12cmH_2O$。当 CVP 低，血压低，表示血容量不足，就需要快速补液；当 CVP 低，而血压正常时，表示血容量轻度不足，可适当地加快输液速度；当 CVP 高，血压低，表示心功能不全或容量相对过多，应减慢入量、慎用强心药、血管扩张药；当 CVP 高，血压正常，则表示血管过度收缩，周围血管阻力增加，应当舒张血管；当 CVP 正常，血压低，表示心功能不全或血容量不足，可以酌情应用强心药，分次小量输液负荷试验，如无不良反应，方考虑用缩血管药。例如，我们这位患者 CVP 为 $5cmH_2O$，血压为 90/50mmHg 表示容量负荷不足，我们就需要加快输液速度，补充血容量。必要时应用血管活性药物，如使用多巴胺升压，维持收缩压的稳定，以保证心、脑器官的血液供应。

　　护士长：很好，那我们在使用多巴胺这些血管活性药物时要注意些什么？

　　护士小赵：首先在开始用升压药或更换升压药时血压常不稳定，应测量血压，$5\sim10min$ 1 次，有条件的连续测量动脉压。根据血压的高低适当调节药物浓度。对升压药较敏感的患者，收缩压可由测不到而突然升高甚至可达 200mmHg。在患者感到头痛、头晕、烦躁不安时应立即停药,并向医师汇报。应用升压药必须从最低浓度慢速开始,测量血压,5min 1 次。待血压平稳及全身情况改善后,逐渐降低药物浓度,减慢速度后撤除,以防突然停药引起不良反应,然后再改为测血压,30min 1 次。此外静脉滴注升压药时,切忌使药物外渗,以免导致局部组织坏死。若注射部位出现红肿、疼痛,应立即更换滴注部位,可用金黄散湿敷。若外渗面积较大,可用普鲁卡因局部封闭,以免发生皮下组织坏死。最后,对于长期输液的患者,应每 24 小时更换 1 次输液管,并注意保护血管。选择血管的原则为,先难后易、先下后上。输液肢体应适当制动,但必须松紧合适,以免回流不畅。

责任护士小李:第四点是给予面罩吸氧 4L/min,维持血氧饱和度在 90% 以上。目的是减轻失血所引起的脑组织缺氧和损害。因为休克会减少肺内气体交换,组织供氧减少,加重组织缺氧。低氧会诱导细胞因子释放从而激活巨噬细胞和中性粒细胞,迅速发生肺及全身的微血管改变,最终引发多器官衰竭。急性呼吸窘迫综合征(ARDS)常常是多器官功能衰竭(MODS)的先兆,表明肺功能的改变起关键性作用。如果患者合并有严重颅脑外伤时,持续性低氧血症或低血压可导致脑组织进一步损伤,病死率很高。所以我们通过面罩给氧可以提高肺静脉血氧浓度,改善组织低氧状态。

主管护师小王:对于此措施我觉得还需补充一点,就是一定要保持呼吸道通畅,注意避免误吸、窒息。休克时,用鼻导管或面罩吸氧时,尤其应注意某些影响气道通畅的因素,如神志已趋向不清的患者,舌根容易后坠而堵住喉头,阻塞呼吸,此时应以纱布包住舌头用舌钳将舌拉出,使呼吸道通畅。如因呼吸道分泌物多而阻塞呼吸者,可将患者头偏向一侧以便分泌物流出,同时应用吸引器抽吸分泌物。

责任护士小李:第五点是注意保暖,室温要保持在 18~20℃,输入的液体要复温。因为休克时多数患者有体温下降、畏寒等表现。而且临床实践证实在短时间内输入大量低温液体,影响体温、血压回升。当患者体温过低时,可通过增加室温及被服保暖。室温保持在 18~20℃,温度太高会增加组织的代谢率,使得组织氧耗量增加,加重组织缺氧。保持皮肤清洁干燥,如汗湿后及时更衣等。但不能用热水袋直接加温。

实习同学小于:老师,不能使用热水袋是因为热水袋容易导致烫伤吧?

进修护士小吴:嗯,是的。我们在护理过程中一定要注意患者的安全问题,以免因我们的护理措施不当造成患者的损伤。不能用热水袋还有另外一个原因,就是从休克的病理生理角度看,因体表加温可使皮肤血管扩张,增加体表血管床容量,影响机体代偿性调节作用,使重要器官的血液供应减少,不利于抗休克治疗。

护师小张:在这我也补充一点,就是对于休克的患者,我们一定要做好护理安全管理,预防意外。对于烦躁或神志不清的患者,应加床旁护栏保护,防止坠床;输液肢体宜用夹板固定。必要时,四肢予以约束带固定于床旁。

护士长:很好,大家将有效灌注量不足这一护理问题的护理措施补充的更具体、全面了。提高了我们对危重患者护理的水平。请问大家还有什么问题吗?

全体护士:没有。

护士长:好,今天我们通过对 1 例骨盆骨折患者进行了一次问题式查房,针对失血性休克患者灌注量不足的护理问题展开积极讨论。大家对这次的查房做了很充分的准备,特别是在护理观察及护理措施方面进行了深入浅出的分析,各项护理措施具体有效,并且非常注意保护患者的安全。希望通过这次的查房,让大家更好地掌握骨盆骨折患者合并失血性休克的护理要点、重点,提高危重患者的护理水平。今天查房到此结束,谢谢大家!

(陈邵娟   陈丽文)

主要参考文献

[1] 胥少汀,葛宝丰,徐印坎.实用骨科学[M].3 版.北京:人民军医出版社,2005:649-677.

[2] 王彦.限制性液体复苏研究进展.医学研究杂志,2007,36(10):82-83.

[3] 冯本英.医护康一体化病房管理模式在骨科优质护理中的应用效果分析[J].2015,15 (77):12-14.

[4] 刘智.骨盆骨折救治的策略及展望[J]. 中国骨伤,2015,28 (5):389-391.

[5] 赖春娟,李季妮.综合护理干预对骨盆骨折患者围术期疼痛的影响[J].齐鲁护理杂志, 2015, 21(2):25-26.

[6] 陈艳勤.骨盆骨折合并内脏器官损伤患者的护理[J].解放军护理杂志,2010,27 (11):843-844,846.

[7] 孙艳杰.骨盆骨折护理中潜在的不安全因素及防范[J].河北医药,2011,33(19):3019-3020.

第三节　脊　髓　损　伤

> **查房内容:**脊髓损伤后高热及排尿异常的护理
> **查房形式:**三级查房
> **查房地点:**骨科关节病区
> **参加人员:**护士长、责任护士小程、卢护师、王护师、小方护师、李护士、朱护士、钱护士、纪护士、周护士、肖护士、进修陈护士、实习崔护士、实习赵护士

护士长:各位同事,大家好,随着现代化交通工具的普及,高层建筑的增加,脊髓损伤(spinal cord injury,SCI)患者日渐增多。据统计,我国目前大约有 30 万脊髓损伤患者,而且每年新增加大约 2 万例。脊髓损伤由于自主神经系统功能紊乱,对气温变化丧失调节能力,易产生中枢性高热,药物降温效果不理想,并且常遗留严重的残疾,包括运动功能丧失(瘫痪)、感觉障碍、膀胱排尿功能紊乱,今天我们对患者王某进行一次脊髓损伤的床边教学查房,看一下此患者存在哪些问题,并进行指导,首先请责任护士小程汇报一下病史。

责任护士小程:10 床患者,王某,男,45 岁,诊断是脊髓损伤伴全瘫。患者主诉 1d 前不慎从 3 楼阳台上摔下,当时立即感觉颈部疼痛,四肢感觉运动消失。为进一步治疗来我院门诊,MRI 检查显示 C_{5-6} 脊髓损伤。为行手术治疗于 7 月 5 日 10:30 平车推行入科,入院后给予一级护理,按瘫痪护理常规,半流,骨科气垫床,留置尿管,颈部两侧沙袋制动。患者四肢感觉运动障碍,骶尾部皮肤完整。入院时体温为 38.8℃,给予冰袋持续物理降温,乙醇擦浴。于 7 月 6 日行颅骨牵引术。乙醇滴眼 2 次/日。在完善各项术前检查与准备工作后,于 7 月 14 日在全身麻醉下行 C_{5-6} 椎体次全切除减压-钛网置入钢板内固定术,术后安全返回病房,给予一级护理,按瘫痪护理常规,禁食,心电监护,吸氧 3L/min,颈部两侧沙袋制动,患者带回中心静脉置管 15cm,置于右锁骨下静脉接镇痛泵在位,药液持续滴入,留置尿管 1 根在位,引流出黄清色尿液。遵医嘱给予抗感染药物卡洛欣 4g,依可沙 600mg 静脉滴注;脱水药物甘露醇静脉滴注;营养神经

药物弥可保 5mg 静脉滴注；保护胃黏膜药奥美拉唑 80mg 静脉注射及补充营养药物。常规雾化吸入 2 次/日。次日遵医嘱停心电监护及吸氧，改禁食为流质，患者体温在 38.8～39.7℃，根据膀胱充盈情况排尿及夹闭尿管，术后行中断尿培养，为阴性；被动活动患者四肢关节和肌肉。术后第 2 天改为半流。今天为术后第 3 天，我认为此患者现在存在的主要护理问题为①生活自理能力下降；②体温异常；③排尿功能障碍；④有皮肤受损的危险等。

护士长：现在我们听完责任护士小程的病史汇报，对病情有了基本的了解，下面我们简单地查看一下患者，患者王某的体温为 38.8～39.7℃，他只盖薄薄的一层被单，现在我用手触摸王某的双侧腋下，感觉干燥无汗液，大家不妨来试一下（参加查房的人员逐一试过）。

实习崔护士：护士长，现在是 7 月份，天气这么热，患者双侧腋下居然没有一点汗，而且这么干燥，太奇怪了，我现在和这么多的教员站在一起感觉全身都在冒汗，更别说腋下了，衣服都有点湿了，难道王叔叔和我们正常人的排汗有什么不同吗？

护士长：小崔同学，你的问题问得太好了，这也是今天我们重点要探讨的问题之一，大家知道患者王某为 C_{5-6} 脊髓损伤，这样的患者双侧腋下为什么没有汗液呢？

卢护师：护士长，我认为这是因为我们人体出汗依靠汗腺泌汗，汗腺泌汗仅受交感神经支配。颈椎骨折致颈髓损伤后，出现脊髓休克期，损伤平面以下神经反射出现暂时性全部消失，交感神经支配汗腺泌汗的功能消失。另外，椎体骨折伴脊髓损伤后局部出血继而出现血肿，而交感神经位于椎体横突前方，受血肿刺激后交感神经出现麻痹，而汗腺是由交感神经所支配，汗腺泌汗的功能发生障碍，高位颈椎骨折致颈髓损伤后，造成肩部以下脊髓所支配皮肤区的汗腺发汗功能麻痹，不能通过皮肤发汗来调节体温，所以我们会触摸到患者王某双侧腋下无汗。

实习崔护士：卢教员，不好意思，你能给我们讲一讲，王叔叔因脊髓损伤无法泌汗，那怎么反而引起了高热，这种高热是因为感染引起的吗？

卢护师：王叔叔的这种高热不是感染引起的，他是因为损伤位置高，除颈椎头部以上皮肤可以泌汗外，头部以下皮肤汗腺麻痹不能泌汗，而体内热量持续产生，导致体内储热过多，引起了产热和散热的失衡，即产热大于散热，热量不能散发，故王叔叔就出现了高热。

护士长：好的，在卢护师的回答中提到了产热大于散热，为了明白这中间的关系,首先我们要明白机体是如何产热的?

王护师: 我来讲一下机体的产热吧,其过程是由产热器官、产热形式和产热活动的调节三部分组成。首先人体主要的产热器官是肝和骨骼肌,肝是人体内代谢最旺盛的器官,产热量最大,虽然在安静状态下骨骼肌的产热量不是很大,但骨骼肌的总重量占全身体重的 40% 左右,当剧烈活动时,其产热量可增加 40 倍。机体的产热形式是当机体处于寒冷环境中时,散热量显著增加,机体便通过战栗产热和非战栗产热 2 种形式来增加产热量以维持体温。战栗是指骨骼肌发生不随意的节律性收缩,非战栗产热又称代谢产热,主要以褐色脂肪组织产热。参与产热活动调节的有体液因素和神经因素。甲状腺素是调节产热活动最主要的体液因素,此外交感神经兴奋也可使产热增加。因热能来自物质代谢的化学反应,所以产热过程又叫化学性体温调节。

实习崔护士: 喔,从王教员的回答中我明白了王叔叔虽然脊髓损伤了可是他的体液和神经因素还会继续产热,但是我们书上还讲过体内三大营养物质即脂肪、蛋白质及糖类代谢所释放的化学能,其中 50% 以上以热能的形式用以维持体温,也就是说王叔叔可以通过各种方法进行产热,是吗?

护士长: 小崔同学你讲得很对,我们了解了产热的过程,再看一看机体又是如何散热的呢?

李护士: 我来回答机体的散热过程,人体的主要散热部位是皮肤,当环境温度低于人的体表体温时,体表皮肤可通过辐射、传导和对流及蒸发等物理方式散热,所以散热过程又叫物理性体温调节,一小部分热能则随呼出气、尿、粪等排泄物而散发。

护士长: 你们回答得很好,那了解了机体产热和散热后,我们的机体又是如何使体温保持平衡呢?

周护士: 我来回答,机体为了保持正常的体温主要是通过温度感受器接受体内、外环境温度的刺激,经体温调节中枢的活动,相应地引起内分泌腺、骨骼肌、皮肤血管和汗腺等组织器官活动的改变,从而调整机体的产热和散热过程,使体温保持在相对恒定的水平。

实习赵护士: 周教员,你所说的体温调节中枢在机体的哪个部位,能不能给我们说一下呢?

周护士: 机体的体温调节的基本中枢在下丘脑,虽然从脊髓到大脑皮质的整个中枢神经系统中都存在参与体温调节的神经元,但在多种恒温动物中行横断脑干的实验证明,只要保持下丘脑及其以下的神经结构完整,动物虽然在行为方面可能出现障碍,但仍具有维持体温相对恒定的能力,这说明调节体温的重要中枢在下丘脑。传统生理学认为,在下丘脑前部存在着散热中枢,而下丘脑后部则存在着产热中枢。两个中枢之间有着相互抑制的关系,从而保持了体温的相对稳定。体温的行为调节受下丘脑的控制,而体温调节中枢对体内外温度变化的反应,则取决于大脑对来自外周和中枢的多种温度感觉信息整合的结果。

实习赵护士:谢谢周教员,我明白了。

护士长:刚刚崔护士说到了机体内三大营养物质代谢所释放的化学能,其中50%以上以热能的形式用以维持体温,那其余不足50%的化学能则载荷于ATP分子之中,经过转化与利用,最终也变成热能,并与维持体温的热量一起,由循环血液传送到体表并散发于体外。恒温动物之所以能维持相对稳定的体温,就是因为在体温调节机构的控制下,产热和散热两个生理过程能取得动态平衡的结果,在前面小李护士回答的散热过程讲到了辐射、传导和对流及蒸发等物理方式散热,能不能请大家来分别讲解一下呢?

李护士:好的,首先辐射是将热能以热射线(红外线)的形式传递给外界较冷的物体;传导是将热能直接传递给与身体接触的较冷物体;对流是将热能传递给同体表接触的较冷空气层使其受热膨胀而上升,与周围的较冷空气相对流动而散热。空气流速越快则散热越多。这三种形式发散的热量约占总散热量的75%,其中以辐射散热最多,占总散热量的60%。散热的速度主要取决于皮肤与环境之间的温度差。皮肤温度越高或环境温度越低,则散热越快。

朱护士:接下来我来回答蒸发,它是机体通过体表水分的蒸发而散失体热的一种形式,据测定,在人的体温条件下,每克水蒸发时可吸收2.42kJ的热量。常温下体内水分经机体表层透出而蒸发掉的水分叫作无感蒸发。其量每天约为1000ml。其中通过皮肤的600~800ml;通过肺和呼吸道的200~400ml,一般在环境气温升到25~30℃时,汗腺即开始分泌汗液,叫作出汗或显汗——可感蒸发,当环境温度升高到接近或高于皮肤温度时,蒸发便成了唯一有效的散热形式。出汗是人类和有汗腺动物在热环境中主要的散热方式。

护士长:我们了解了机体的散热方式,将会为我们帮助王某的降温工作带来很大的帮助,产热和散热的是一个动态平衡;体温的稳定取决于产热过程和散热过程的平衡。如产热量大于散热量时,体温将升高;反之,则降低。由于机体的活动和环境温度的经常变动,产热过程和散热过程间的平衡也就不断地被打破,经过自主性的反馈调节又可达到新的平衡,这种动态的平衡使体温波动于狭小的正常范围内,保持着相对的稳定。

进修陈护士:护士长,我们医院以前收治的脊髓损伤的患者在送至医院 1d 就发生了高热,所以我也可以提出:体温异常——高热的这条护理问题,是吗?

护士长:是的,脊髓损伤平面越高,丧失汗腺功能皮肤的面积越大,发热出现得越早,体温也相对较高,除了因为交感神经麻痹,造成损伤平面以下脊髓所支配皮肤区的汗腺发汗功能丧失,不能通过皮肤发汗来调节体温造成高热,那还会有其他原因吗?

责任护士小程:我们前面已经复习到体温调节的中枢为下丘脑,脊髓的损伤致使传导通路受到损害,继而丧失调节功能,体内热量持续产生而下丘脑前部散热因脊髓受损受到障碍,导致体内储热过多引起高热,这也是患者王叔叔高热的另一重要原因吧!

进修陈护士:现在是 7 月份,患者受伤时自然温度为 38℃,高于机体的体温,此时患者的机体只有通过进行蒸发这一散热方式,来保持体温的相对平衡,而此患者正因为李护士分析的原因无法出汗,继而高热无法缓解。

王护师:此患者体温的增高,加速了新陈代谢,热量的产生也不断增加。有数据显示,当体温每升高 1℃,产热就增加 13%,而此患者散热功能障碍,故引起恶性循环。

卢护师:我认为高热致脱水从而发生水、电解质紊乱继发发热。

护士长:通过大家的讨论再综合此患者最高体温为 39.7℃,皮肤发红,触之有明显的热感且皮肤干燥,呼吸心搏加快,所以责任护士小程提出的体温异常——高热,这个护理问题完全是存在的,提出来也是合理的,既然患者表现为持续性高热,那高热的危害是什么?

李护士:高热可使代谢加快,氧耗量增加,脂肪代谢发生紊乱而致酮血症,发生自身蛋白质的破坏而致消瘦,大脑皮质兴奋、抑制功能失调,消化液分泌减少,消化酶活力降低,胃肠功能紊乱等,出现一系列严重症状,加重病情,影响机体恢复。

护士长:我们知道了高热将会带给患者致命的打击,体温的恒定为解除脊髓压迫 ,减少患者的经济负担提供了有利条件 ,可提高肢体功能的康复率及恢复程度。所以在高热出现时我们应该积极采取哪些护理措施呢？

实习赵护士：首先通过对流这一物理方式进行散热，将王叔叔放在安静、阴凉、空气流通良好的房间，维持室内温度在 20～30℃，电扇吹风，减少盖被，可将下肢或胸部裸露，从而保证叔叔的休息。

钱护士：可以通过传导进行降温，如用冷湿毛巾或冷水袋，敷头额、双腋下及腹股沟等部位，或用布包裹的冰袋枕于头部或放置于上述部位。

纪护士：我们也可以用冷水（28～30℃）或乙醇（30%～50%）给王叔叔四肢、躯干两侧及背部擦浴，通过蒸发的方式进行散热，但擦浴时应随时关注患者王叔叔的全身皮肤情况，同时高热时食欲缺乏，应及时补充足够的水分、电解质、糖和氨基酸，以补偿高热的消耗。

实习崔护士：教员，既然王叔叔热度这么高，我们干脆给他用点药物降温，不就很快起到作用，干吗还这么麻烦的给他进行物理降温呢？

责任护士小程：小崔同学，这样是不行的，因为药物降温的机制是通过发汗来实现，由于患者王叔叔是因为脊髓损伤后所引起的发热，是属于中枢性发热，前面我们也讲过脊髓的损伤致使传导通路受到损害，汗腺麻痹不能泌汗，因此一般的药物降温已不能起到应有的效果，只能采用物理降温，但是对于体温难以纠正的患者可以使用冬眠合剂静脉注射，结合物理降温的方法维持体温在正常范围。

实习赵护士：我明白了，像王叔叔这样的患者出现高热用药物降温是不会有效果的，只能使用物理降温，刚才我听到纪教员讲到了给王叔叔进行乙醇擦浴，我想知道它是如何发生作用的？

纪护士：是这样的，小崔，物理降温一般我们采用乙醇擦浴和冰袋降温。这是采用前面讲到的蒸发的原理，乙醇擦浴多用于高热患者，乙醇是一种挥发性液体，在皮肤上可迅速蒸发，蒸发时吸收和带走机体大量的热量，从而降低皮肤的温度，进而降低身体的温度。又因为乙醇具有刺激皮肤血管扩张的作用，故其散热能力较强。

护士长：我们使用物理降温给王大叔进行降温时要注意些什么问题？

王护师：首先我们在擦浴前要告诉患者王叔叔在治疗的过程中会有什么感觉，应当督促他及时说明异常的感觉或不适。一般在腋窝、腹股沟、腘窝等血管丰富处擦拭停留时间应稍长，以助散热。并用大毛巾轻轻揉擦，促使毛细血管扩张，以提高疗效，擦拭时间不可过长，擦浴时间为 20min 左右。其次在擦拭过程中注意观察王叔叔对冷疗的反应，如发生战栗、面色苍白、脉速、呼吸异常时,应立即停止擦浴,并为其保暖。还有对胸前区、腹部、后颈、足心等处禁忌擦拭,这些部位对冷的刺激较为敏感,冷刺激可引起反射性心率减慢、腹泻等不良反应。

　　小方护师:我来补充冰袋物理降温的注意事项。冰袋一般置于腋窝、腹股沟、额部。要经常注意冰袋有无移位,套子湿时要及时更换,同时要注意有无皮肤变色、感觉麻木等,如有此现象,应立即拿走冰袋,以防冻伤。持续冷敷时冰块融化后应及时更换。

　　进修陈护士:护士长,有文章中提到,在静脉输液时进行降温,操作方法:降温前取冰块装入橡胶手套和冰枕内,将手套上打一死结,放入治疗碗内,并将碗放置在患者输液管旁,将输液管的接近穿刺段放在两个手套之间夹好,使输入患者体内的液体在流经冰手套可降温至 0～10℃,滴速 40～60 滴/分。

　　护士长:很好,还有报道将生理盐水放置冰箱冷藏室,待生理盐水温度降至10℃,在无菌操作下给高热患者行静脉输液。大家能不能回答使用冷生理盐水静脉输液的作用吗?

　　纪护士:冷生理盐水静脉输液是利用血液流动降温。其作用可归纳为:①冷可使血管收缩,微血管通透性降低,减慢神经传导,降低组织温度及细胞代谢,从而达到降温、止血、镇痛的功效,并且降温效果显著,不良反应小,可重复静脉滴注以保持体温恒定。同时可避免物理降温,特别是局部冷敷不慎而致冻疮。②间接达到了脊髓冷疗的目的。由于全身用冷疗可减少损伤脊髓的出血及水肿,从而减轻或延缓脊髓损伤的病理进展,保存周围蛋白神经纤维。③此法适用于脊髓损伤后发热患者的早期,此患者正是发热的早期,不仅降温效果好,而且符合对脊髓损伤的早期治疗原则,利大于弊。

　　护士长:冷生理盐水静脉输液不需要高难度的护理,并且易于操作,免去了繁琐的物理降温等护理操作,减轻了护理工作负担,大家若有兴趣,可以收集采用此法降温的脊髓病患者,与常规进行物理降温的效果做个比较,从而写一篇文章。现在我们来检查一下,责任护士小程给王叔叔进行的物理降温是否到位? 王叔叔,小程给您降低体温前讲过注意事项吗?

　　患者王某:讲过了,小程的宣教全面仔细,你们看,我让我的家人一一记录下来了!

　　护士长:很好,我们在给王叔叔降温的同时要保证基础护理到位,如心理、饮食、口腔、皮肤等护理，经过大家的讨论，我们对脊髓损伤引起的高热有了一定的了解，责任护士小程所采取的护理措施比较到位，使得患者口腔、皮肤均清洁，降温效果明显。前面程护士在病史汇报中提到了排尿功能障碍这个护理问题，在早期患者为什么一定要留置尿管呢？

王护师：原因应该是这样的，患者在脊髓损伤后肾、输尿管功能保持正常，逼尿肌和括约肌因脊髓休克期失去神经支配而出现功能失调，脊髓损伤患者无法感觉到尿意，无法自主排尿，致使尿潴留。

护士长：好的，既然王护师提到了患者王大叔在脊髓损伤后的排尿状态，那我们首先要复习一下机体的排尿机制吧！

王护师：我来简单地说一下吧，正常的机体排尿需要一个健全的泌尿系统及其神经体液调节。尿由肾形成后，经肾盂和输尿管流入膀胱，当膀胱内的尿达到一定的容量时，在意识的指使下，尿从膀胱经尿道而排空。膀胱和尿道括约肌受 3 组神经的支配。①副交感神经，使逼尿肌收缩而内括约肌松弛，这是排尿动作的最主要神经；②交感神经，使逼尿肌松弛而内括约肌收缩；③躯干神经，为尿道外括约肌的运动神经，其功能为排尿的随意节制。上述 3 组神经都含有感觉纤维。在正常人，当膀胱内积尿使膀胱内压急速增加时，即产生感觉神经冲动而传入排尿高级中枢；在意识的节制下，神经冲动从大脑皮质下行到膀胱，出现排尿反射，或在环境不允许排尿时意识将暂时抑制排尿反射的发动。从程护士刚才的回答中我们知道患者王某有一个健全的泌尿系统，但是由于颈脊髓损伤感觉神经无法将冲动传入排尿高级中枢，高级中枢也无法完成排尿指令，将生成的尿液排出体外，致使膀胱中的尿液越来越多，于是发生了尿潴留。

护士长：大家明白王护师给我们所说的排尿机制了吗，那现在我们来问一下王大叔你在受伤后多久才排的小便？

患者王某：我从受伤至入院一次小便都没有解过，差不多将近 20h，到了医院你们医师立即给我放了根尿管，他们说小便再不排出，我的膀胱就要爆炸了，是这样吗，护士长？

护士长：是的，王叔叔，你因为刚刚受伤脊髓处于休克期，这时的膀胱称为无张力性膀胱，膀胱完全丧失神经支配，逼尿肌麻痹，内括约肌收缩、外括约肌松弛，膀胱无张力性，只能储尿，不能排尿，所以医师一定要给你导尿，否则正如你所说的你的膀胱将会被撑破的。

患者王某：想想都可怕，20h 都没小便，可是我为什么一点排尿的感觉都没有呢？

小方护师：王叔叔,因为你的颈脊髓损伤后,损伤部位以下的"身体感觉"无法传递到你的大脑。同样,大脑的运动指令也无法指挥损伤部位以下的肌肉的运动。换句话说;脊髓损伤部位以下的"感觉"和"运动"都会受到影响,因此你的排便也就没有了意识,不过请你不要灰心,刚刚护士长提到了脊髓休克,你没有想排尿的感觉就是因为脊髓处于休克才产生的。

实习崔护士：方教员,我从来都没听说过脊髓休克,你能不能给我们讲一下什么是脊髓休克?

小方护师：脊髓休克(spinal cord shock)是脊髓损伤的早期,临床表现为损伤椎体以下肌张力降低,肢体呈弛缓性瘫痪,感觉和脊髓反射消失,引不出病理反射,大便失禁及小便潴留,此种表现实质上是损伤平面以下脊髓失去高级中枢控制的结果。经制动、药物治疗等,24小时开始恢复,且在3~6周可完全恢复而不影响神经功能,所以脊髓休克所致截瘫为暂时性、不完全性的。

进修陈护士：我明白了,患者在使用一些药物如甘露醇、曲力等目的就是让他尽快度过脊髓休克期,有可能在休克期过后王某的病情是可能恢复的。

护士长：是的,我们知道了脊髓休克的定义后,我们该如何判断此患者是否还处在脊髓休克期呢?

钱护士：这个问题我知道的,一般而言,患者伤后经体检发现阴茎海绵体反射阳性,则表示脊髓损伤已度过休克期。具体的检查方法为;先将戴手套的手指蘸液状石蜡,轻轻伸入肛门,另一手牵拉气囊的导尿管时,已伸入肛门戴手套的手指能感到肛门收缩,即为阳性,大家可以戴上手套帮患者查查他有没有度过脊髓损伤的休克期(大家戴上手套逐一试过)。

责任护士小程：护士长,我查体后感觉王大叔肛门没有收缩,是不是仍处于脊髓的休克期?

护士长：是的,所以患者王叔叔在脊髓损伤的初期一定要行留置导尿管,这时的膀胱称为无张力性膀胱,当王叔叔脊髓损伤休克期过后又会出现何种类型的膀胱呢?

王护师：我想应该是反射性膀胱吧,患者不能有意识排尿,只有间歇不自主排尿,下肢受到某种刺激时可反射引起排尿。排尿不完全,可有剩余尿,膀胱的容量为150~200ml。

进修陈护士：王教员,怎么样才能判断患者出现了反射性膀胱呢?

王护师:除了刚才我们用于判断是否处于脊髓休克期采用的阴茎海绵体反射外,还可以挤压阴茎头或阴蒂时,肛门有收缩,刺激肛门皮肤与黏膜交界处,肛门有收缩反应,或以60ml无菌生理盐水由导尿管注入膀胱内,然后夹注的导尿管突然放开,1分钟内排出这些均表示患者出现了反射性膀胱,预示患者的膀胱功能开始恢复。

护士长:你们讲得很好,像王叔叔这样高位的颈脊髓损伤患者常常难以很协调地放松尿道外括约肌,因而造成膀胱内压增加和剩余尿量增多,所以膀胱功能障碍的首要问题不是逼尿肌功能缺损,而是尿道外括约肌功能障碍。脊髓损伤患者的排尿功能障碍一直是国内、外研究的焦点课题,主要包括去神经治疗法等,但均存在种种局限,因此,导尿并留置尿管引流尿液仍然是多数脊髓损伤患者的最主要的排尿方式。下面先请大家讲一下像王叔叔这样脊髓损伤的患者在留置导尿管时的护理。

责任护士小程:对于留置导尿的脊髓损伤患者,传统方法是在最初期任其开放,使膀胱保持空虚状态,避免逼尿肌在无张力状态下过于牵伸和疲劳。通常在1～2周或以后夹住尿管,每3～4小时开放1次,便于保持膀胱一定容量,防止挛缩。每隔2～4周更换1次尿管,在1995年朱建英等提出的留置尿管的处理方法,即为留置尿管于次日夹闭,并进行个体化放尿,留置尿管3周内不更换尿管,不冲洗膀胱,该方法有效维护膀胱的功能,促进膀胱康复且明显降低了泌尿系统的感染率,至今我们仍采取此种方法向患者王叔叔进行宣教。

护士长:大家都知道,留置导尿管致尿路感染占医院内感染42%,居于各类院内感染的首位,传统的留置导尿时间为1个月甚至更长,留置导尿时间≤2d拔管的患者,未发现菌尿;留置导尿3～21天的患者,菌尿发生率按每日5%递增,为了降低尿路感染我们应尽早拔除尿管,同时让患者感觉到存活的希望,哪位护士能否说一下,对脊髓损伤留置导尿管的患者判断尿路感染的最重要的依据是什么呢?

实习崔护士:这个问题教员讲过,一般留置导尿管超过1周的患者就要进行中断尿培养,看是否有细菌生长,即可判断是否感染。

护士长:是的,此患者留置导尿管至今有12天,我们进行中断尿培养2次,结果均为阴性,再加之此患者尿道口没有脓性分泌物,我们可以自豪地说此患者自住院至今没有发生尿路感染,我们在患者脊髓休克期过后就可拔除尿管,来降低泌尿系统的感染率,且应顺应神经性膀胱形成的发展规律,是此患者早期泌尿系管理的简便、有效、可行的护理方法,我们在拔管前应该做些什么护理呢？

王护师：我想首先应个体化放尿，正如前面王护士说的，根据患者膀胱充盈度来确定放尿时间，放尿时提醒患者有意识地进行排尿，产生排尿感和排空感，有关神经肌肉的活动协调参与，这样使患者的排尿模式与正常排尿相似，膀胱的储存及排尿功能得到继续发挥，同时应定期进行阴茎海绵体反射的检查，王叔叔你放心，在拔除导尿管之前还要教会你膀胱按压锻炼的？

实习赵护士：朱教员，膀胱按压锻炼的具体方法是怎么样的？

朱护士：膀胱按压锻炼的具体方法是，当膀胱充盈，膀胱底达脐上 2 指时，即可进行手法按摩排尿。操作者用单手由外向内按摩患者下腹部，用力均匀，由轻而重，待膀胱缩成球状，一手托住膀胱底，向前下方挤压膀胱。排尿后操作者将左手放在右手背上加压排尿，待尿不再外流时，松手再加压 1 次，力求排尽。好，就像我现在帮老王做的一样，大家不妨试试看。

护士长：很好，大家都要学会这种锻炼的方法，可以对王叔叔这样的患者进行膀胱锻炼，相信会有很好的效果。人类应用导尿管排空膀胱的历史可追溯到 5000 年以前，然而，直到 1844 年才由 Stromeyer 提出并在临床应用间歇性导尿技术（IC），1971 年 Lapides 等提出了清洁间歇性自家导尿技术（CISC），并应用于脊髓损伤患者的治疗，取得了引人瞩目的成果。我们除了在此患者留置导尿期间进行康复，间歇性导尿技术是目前治疗脊髓损伤后排尿功能障碍的有力措施，在这里我们可以简单地了解一下。

责任护士小程：间歇性导尿技术是近年来被接受和推行的，导尿时要选择较细质优的导尿管及润滑油，导尿管要充分润滑，操作时动作要轻柔，并注意无菌操作。有报道尿管可置于 75% 乙醇浸泡 5min 后重复使用。导尿间隔时间依每次导尿量而定，1 次导尿不超过 500ml，有人对 70 例女性脊髓损伤患者膀胱治疗结果进行分析，认为间歇性导尿技术是最佳选择。脊髓损伤患者神经性膀胱治疗的最终目的是尽早地建立自主性排尿节律，不施行或少施行导尿，避免随身携带尿袋，尽可能提高患者的生活质量。

护士长：像王叔叔这样脊髓损伤的患者泌尿系统康复过程大致由留置导尿、间歇导尿和建立反射性膀胱三个阶段组成，最终经训练建立反射性膀胱。因此，膀胱的功能康复训练占有重要地位。我们可以通过寻找一个能引起排尿的"扳机点",来指导患者王叔叔进行排尿,1993年周国昌等研究发现,叩击膀胱可诱发高位脊髓损伤患者的自主神经反射,并提出脊髓损伤患者在行膀胱功能康复时应在两侧下腹部寻找"扳机点"利用皮肤、膀胱的反射作用,刺激患者大腿内侧,叩击耻骨上区,牵拉阴毛、挤压阴茎头、扩张肛门等,以诱发逼尿肌收缩,尿道外括约肌舒张,同济医科大学经过长年深入的动物实验,在脊髓损伤后4～6个月,截瘫平面稳定后,利用损伤平面以下的失用神经创建了一个人工体神经-内脏神经反射弧,用以控制排尿。根据所用神经节段的不同大部分患者可于1年左右显著地恢复膀胱功能,并能控制大便,部分患者可不同程度地恢复性功能,这些是治疗王大叔这类患者比较新的技术,相信随着社会的进步,脊髓损伤的排尿形成将会有新的突破,希望你们多去思考和总结经验。

进修陈护士:护士长,通过今天的教学查房我对脊髓损伤的常见的护理问题:发热和排尿障碍有了很好的掌握,同时学到了很多先进的理念和技术,所以这次查房相信大家和我一样受益匪浅。

护士长:好的,大家理解了,那我们也要看一下王叔叔有没有对我们的讲解有所掌握呢?

患者王某:谢谢大家的讲解,使得我对自己的病情有了很好的了解,你们的关心和护理给了我要好好活着的勇气和希望,你们的讲解很详细对我非常有益,我会努力做好,争取尽早拔除导尿管,然后自己解决排便问题,我也相信世上无难事,只怕有心人。

护士长:好的,王叔叔,您是一位乐观、热爱生命的人,有不懂的或有需要帮助的随时找我们,那现在就不打扰您休息了,我们的教学查房就结束,大家回去后要好好复习今天讲课的内容,为以后更好地为患者做更详尽的宣教。

(浦林琴 朱建英)

主要参考文献

[1] 李晶.脊髓损伤患者早期行间歇导尿的观察及康复护理[J].护士进修杂志,2013,28(8):759-760.

[2] 刘文伟.脊髓损伤患者个体化膀胱功能锻炼联合饮水计划的实施[J].护理学杂志,2010,25(9):1-3.

[3] 徐娟.下尿路测压在脊髓损伤神经源性膀胱分期护理中的应用研究[J].护理研究,2016,30(10A):3565-3567.

[4]　鲍娟,章泾萍,罗琨.急性脊髓损伤患者并发低钠血症的危险因素分析及护理
[J].护理学报,2013,20(4A):26-30.
[5]　吕超,叶正云,吴小松,等.持续血管内降温在急性颈髓损伤高热中的应用[J].中
国矫形外科杂志,2014,22(16):1526-1528.

第四节　胫腓骨骨折

查房内容:胫腓骨骨折患者肢体肿胀的护理

查房形式:三级查房

查房地点:骨科创伤病区

参加人员:护士长、主管护师小王、护师小张、责任护士小李、护士小
刘、护士小赵、进修护士小付、实习同学小吴

　　护士长:吴某,您好! 我们今天要在您的床旁进行一次教学查房,需
要您的配合。这次查房的目的就是让您及各位护士对胫腓骨骨折(tibia
and fibula fracture)有一个更深入的了解,从而提高我们的护理水平。大
家好! 胫腓骨是长管状骨中最常发生骨折的部位,约占全身骨折的
13.7%。10 岁以下儿童尤为多见,其中以胫腓骨双骨折最多,胫骨骨折
次之,单纯腓骨骨折最少。胫腓骨由于部位的关系,遭受直接暴力打击、
碾轧的机会较多。又因胫骨前内侧紧贴皮肤,所以开放性骨折较多见。
严重外伤,创口面积大,骨折粉碎,污染严重,组织遭受挫伤为本症的特
点。下面我们先请责任护士小李汇报一下病史。

　　责任护士小李:患者,吴某,男性,35 岁。患者于 2008 年 12 月 16 日
晨 5 时左右骑助动车时不慎跌倒,当即感右小腿疼痛,肿胀,不能活动。
即被送至我院急诊。X 线片示"右胫腓骨骨折",给予石膏托外固定。为
进一步治疗,于上午 9:00 以"右胫腓骨骨折"平车推至入科。入院后给予二
级护理,普食,建立外周静脉置管一根,给予头孢美唑钠 3.0g 静脉滴注,2
次/日,硫酸异帕米星 600mg 静脉滴注,1 次/日抗感染;20%甘露醇注射液
250ml 静脉滴注,6 小时 1 次;地塞米松注射液,10mg 静脉注射,1 次/日消
肿治疗。右小腿予以石膏托外固定,末梢血循环好。于 2008 年 12 月 17
日晚 1:00 患者主诉疼痛难忍,长海痛尺评估 8 分,患肢肿胀呈Ⅱ度,值班
医师观察病情后剪开包裹的纱布,去除石膏托,给予盐酸布桂嗪注射药

100mg,肌内注射,30 分钟后患者主诉疼痛缓解,长海痛尺评估 3 分。现入院后第 2 天,生命体征平稳,体温 37.5℃,已完善相关术前检查,患者患肢重新更换石膏托外固定,并且抬高,末梢血供好,肢体呈Ⅱ度肿胀,皮肤发亮,足背动脉搏动明显。患者主诉患肢疼痛,疼痛评估 7 分,给予消炎镇痛药口服(西乐葆 200mg,口服,2 次/日)。现遵医嘱拟定明日在硬膜外麻醉下行右胫腓骨骨折切开复位内固定术。病史汇报完毕。

护士长:通过责任护士小李的汇报,大家对病情有了大致的了解,对于病史大家还有什么不清楚的或想进一步了解吗?

全体护士:没有。

护士长:目前,患者现存最主要的护理问题是什么呢?

责任护士小李:从患者目前肢体情况来看,肢体呈Ⅱ度肿胀。我认为目前患者主要存在肢体肿胀明显,如果继续加重可能导致筋膜间隔综合征发生的危险。

实习同学小吴:老师,我想问一下您说这位患者的肢体呈Ⅱ度肿胀,肿胀是如何分度的?

责任护士小李:好的。我们临床上常将肿胀分度为以下几级。0 级,无肿胀;Ⅰ级,较正常皮肤肿胀,但皮纹存在;Ⅱ级,皮肤肿胀伴皮纹消失,但无水疱;Ⅲ级,出现张力性水疱。现在我们比较一下患侧肢体与健侧肢体的肿胀情况,①测量肢体肿胀部位的周径,用软尺测量患者小腿最肿胀部分的周长,明显量出右侧患肢比左侧健肢粗 3cm;②从皮肤的纹理比较,患肢皮肤纹理消失;③从皮肤颜色来看,患肢皮肤发亮,有透明感。所以我们评估目前患者的肢体呈Ⅱ度肿胀。

护士长:骨折后为什么会引起肢体肿胀呢?

护师小张:骨折或伴有软组织损伤后,患肢局部发生反应性水肿及骨折局部内出血均会造成伤肢不同程度的肿胀。当机体遭受创伤之后,全身或局部都会释放出许多炎症因子,这是机体的保护性反应。但是,这些因子一方面刺激神经发布疼痛信号,由于疼痛可反射性造成肌痉挛,导致静脉及淋巴管淤滞,回流障碍,造成其管壁扩张,通透性增加,从而发生组织间水肿;另一方面,炎症因子可导致血管内外液体交换的平衡失调,造成过多的液体渗入组织间隙,最终导致肢体肿胀。

护士长:嗯,很好。针对这一护理问题,小李护士你采取了哪些护理措施呢?

责任护士小李:我的护理措施主要是以下几点。第一,迅速查明引起肿胀的原因,及时对症处理。第二,适当抬高患肢,指导患者患肢行股四头肌等长收缩运动,促进损伤局部血循环,以利静脉血液及淋巴液回流,防止、减轻或及早消除肢体肿胀。第三,在损伤早期局部可冷敷,降低毛细血管通透性,减少渗出,使损伤破裂的小血管及时凝固止血,减轻肿胀。第四,密切观察患肢的末梢血供情况。于 12 月 17 日凌晨 1:00 患者主诉疼痛难忍,长海痛尺评估 8 分,患肢肿胀呈Ⅱ度。检查石膏及敷料包扎过紧,报告值班医师。值班医师检查后剪开包裹的纱布,去除石膏托。并于第 2 天更换石膏托固定。第五,对严重的肢体肿胀,要警惕筋膜间隔综合征发生,及时通知医师做相应处理。

实习同学小吴:老师,您刚刚讲到抬高患肢,我想问一下一般要抬多高呢? 是不是抬得越高越好呢?

责任护士小李:一般患肢应高于心脏水平,抬高 15°～20°。抬高患肢的主要目的就是利于患肢血液和淋巴回流,改善血循环,减轻肢体的肿胀和疼痛。但并不是抬得越高越好,抬得过高反而会降低患肢动脉压,在组织压增大的情况下,结果将导致小动脉的关闭而加重组织缺血。在组织压大于静脉压情况下,抬高患肢也起不了促进静脉回流的作用。反而会降低肢体血压,加重组织缺血、缺氧和坏死。

实习同学小吴:噢,我知道了。还有一个问题,李老师刚才说要密切观察患肢的末梢血供情况,我应该从哪些方面进行观察呢?

主管护师小王:这个问题我来回答。观察患肢的血循环是骨科护理工作中最基本、最重要的内容之一。我们一般以对患肢末端血循环的观察最为直接、简便。护理观察指标包括以下几点,患肢的疼痛程度、性质;患肢的肿胀程度;皮肤的颜色及温度;患肢感觉运动情况;末梢动脉搏动情况。

护士长:嗯,大家对肿胀这一护理问题讨论得很好,那我现在想问一下大家,如果我们这位患者肢体持续肿胀,将会出现什么严重后果呢?

护师小张:目前患者患肢肿胀,而且疼痛明显,如果小腿持续肿胀的话,压力继续增高,会使得神经、肌肉缺血加重,出现张力性水疱,患肢有广泛的压痛,肌肉会变得坚硬、会严重影响肢体活动功能,可能会有筋膜间隔综合征发生的危险。

护士小赵:护士长,为何肢体继续肿胀,肿胀严重会有发生筋膜间隔综合征的危险?

护士长:筋膜间隙内的肌肉出血、肿胀,使间隙内容物的体积增加,由于受骨筋膜管的约束,不能向周围扩张,从而使间隙内压力增高。压力增高使间隙内淋巴与静脉回流的阻力增高,静脉压增高后,可使毛细血管内压力增高,导致渗出增加,更增加了间隙区内容物的体积,使间隙内压进一步升高,形成恶性循环。以一句话概括筋膜间隔综合征的发生机制就是内容物增加→内压升高→静脉压升高→毛细血管压升高→渗出增加→内容物增加。筋膜间隔综合征是由于骨、骨间膜、肌间隔和深筋膜形成的骨筋膜室内肌肉和神经因急性缺血而发生的一系列病理改变。主要为不同程度的肌肉坏死与神经变化,从而引起相应的临床症状和体征。在四肢骨折中,前臂与小腿最容易发生。

实习同学小吴: 教员,为什么前臂与小腿最容易发生筋膜间隔综合征?

主管护师小王: 这主要是由局部的解剖特点所决定的。因为前臂和小腿分别是由尺桡骨和胫腓骨双骨构成,中间有坚韧的骨筋膜。由双骨及骨间膜、肌间隔与筋膜组成的间隙区比较坚韧,无扩展余地,所以容易形成筋膜间隔综合征。而上臂与大腿均为单骨、无骨间膜,其筋膜间隙由单骨、肌间隔与筋膜组成,较有弹性及扩展余地,故发生筋膜间隔综合征的较少。

护士长: 那有可能导致我们这位患者发生筋膜间隔综合征的因素有哪些?

护师小张: 我认为由于胫腓骨双骨折,肢体出血流入筋膜间隙内,而筋膜间隙的完整结构并未受到破坏,积血无法溢出而使内容物体积增加,使筋膜间隙内的压力不断增高导致筋膜间隔综合征的发生。

主管护师小王: 此患者骨折部位的处理也有可能导致骨筋膜室容积骤减,与石膏托及敷料包扎过紧有关。因为包扎过紧可以使筋膜间隙容积压缩,而损伤组织肿胀使间隙的内容物增加。此时,如果不及时放松包扎过紧的敷料或更换石膏托,就可并发筋膜间隔综合征。

护士长: 嗯,你们俩说得都对。凡是使筋膜间隙内容物体积增加、压力增高或使筋膜间隙区的容积减小,致使其内容物体积相对增加者,均可发生筋膜间隔综合征。例如,有报道手术时采取截石体位的患者,两小腿置于托架上,小腿三头肌受压超过 5h,将会导致筋膜间隔综合征的发生。再如前臂或手部输液渗出,可导致手筋膜间隔综合征。我再问问大家,一旦发生了筋膜间隔综合征,未及时发现或处理时,会有什么后果呢?

护师小张：筋膜间隔综合征是临床上常见而又严重的并发症，若处理不当，轻者可致肌肉坏死、神经麻痹，重者可导致肢体残疾甚至危及生命。

护士长：嗯，很好。我们通过严密的护理观察，随时做好病情记录，为医师的诊断及治疗提供第一手资料，以便患者能及时得到处理就显得尤为重要。下面，谁来说说对怀疑有筋膜间隔综合征患者护理观察的要点有哪些？

主管护师小王：首先，要密切观察患肢的疼痛情况。因为筋膜间隙内肌肉神经缺血的早期信号就是小腿持续性剧烈疼痛，且进行性加剧。经过处理后疼痛仍持续性加重而不缓解，被动牵拉足趾时，疼痛加剧提示已有可能发生了筋膜间隔综合征。疼痛往往与损伤程度不成比例，在本征后期，缺血严重，神经功能障碍后疼痛反而减轻、感觉异常，当神经坏死时感觉消失、没有疼痛感，则提示有病情加重的可能。

护士小刘：目前患者小吴的腿也很痛，疼痛评估为 7 分。像这种外伤导致胫腓骨骨折本身就会引起疼痛，那我该如何鉴别呢？

主管护师小王：当肢体发生损伤后一般患者都会主诉疼痛。骨折引起的疼痛特点是受伤部位疼痛明显，受伤初期疼痛剧烈，通过复位和固定可使疼痛慢慢减轻。在一般情况下，创伤 2～3 天疼痛可缓解，5～7 天患者即可适应，一般通过镇静药、镇痛药均能够缓解。在筋膜间隔综合征的早期，疼痛的性质是呈进行性加剧的，而且肢体不会因有效固定或经处理而减轻疼痛，并且阿片类镇痛药通常不能有效缓解疼痛。这是因为肌肉由于缺血而疼痛加重，直至肌肉完全坏死之前，疼痛持续加重而不缓解。例如，小吴主诉疼痛，评估 8 分，我们给予盐酸布桂嗪 100mg 肌内注射后，患者主诉疼痛缓解，评估 3 分。说明此疼痛是由于骨折损伤引起的，使用盐酸布桂嗪这种弱阿片类镇痛药能有效缓解。但需要注意的是，我们对肢体疼痛性质的评估应为持续性，因为随着肿胀的继续加重，疼痛进行性加剧需高度怀疑筋膜间隔综合征的发生。

护师小张：其次，我们需要密切观察患肢肿胀情况。肢体肿胀是最早的体征，如肿胀进行性加重，张力高，而且皮肤发亮，有的呈暗红色，触之软组织坚硬，缺乏弹性，部分会出现张力性水疱或瘀斑，此时，应立即向医师汇报，同时注意不可采用局部热敷、按摩等方法来消除肿胀，以免加速组织坏死。

责任护士小李：患肢远端血供和毛细血管充盈状态的观察也很重要。患肢血循环障碍时肢端皮肤温度较健侧低，甚至冰冷。如果是动脉供血受阻,患肢贫血性缺血,肢端皮肤表现为苍白;而静脉回流受阻,患肢为淤血性缺血,则肢端皮肤表现为青紫色。患肢肌力减弱,脉搏常减弱或摸不清,有时也可脉搏无变化。但即使脉搏搏动存在,也不能排除筋膜间隔综合征,因为增高的压力使供给肌肉血循环的小动脉关闭,还不足以影响动脉血流,因此,仍应引起重视观察毛细血管充盈时间是否延长。

护士小刘:还需要观察患肢的感觉、运动。神经组织对缺血最敏感,感觉纤维最早出现异常改变,表现为肢端麻木、感觉迟钝或消失。患肢剧痛,早期对疼痛敏感,表现为痛觉过敏,肢体两点辨别觉消失,缺血时间较长时表现为痛觉迟钝,而缺血严重时感觉消失转为无痛。肌肉组织缺血后表现为肢端肌力减退,活动受限,严重时足趾呈屈曲状态,被动牵拉时可引起剧烈疼痛。

护士长:通过刚才的讨论,大家对筋膜间隔综合征的早期观察、早期发现都有了一定的了解。筋膜间隔综合征的发生、发展速度很快,有的大约24h即可形成,而肌肉耐受缺血时间最短,完全缺血大约4h即可发生坏死。到时血供虽复通,肌肉也不能恢复,因此,早期处理也尤为重要。那一旦发生了筋膜间隔综合征,现在临床上一般如何处理呢?

主管护师小王:发生筋膜间隔综合征的治疗方案有以下几种。①如果肢体明显肿胀、压痛、皮肤有张力性水疱、肌肉被动牵拉痛、筋膜间隙压力小于30mmHg,采取非手术治疗。患肢制动,抬高患肢,严密观察,经7~10天或以后,肿胀减退,症状消失。甘露醇及地塞米松联合使用,减轻组织水肿。②如果症状加重,出现肿胀明显、压痛剧烈、感觉异常、肌力减弱及被动活动时疼痛加剧体征;间隙区组织压>30mmHg;发生伤后8~12h。必须立即切开筋膜减压。③术后可进行高压氧辅助治疗,机制是在高压状态下氧的增加后会使血管收缩,以减少渗出液和漏出液,从而起到减轻水肿和减少肌肉坏死的作用。

实习同学小吴:那筋膜间隙的压力怎样测量呢? 正常值又是多少?

责任护士小李:筋膜间隙测压对早期诊断与手术有很重要的参考意义。最简单的方法是Whiteside法,它利用普通汞柱血压表,连接三通管,三通的另外两端,一端连接普通针头,另一端连接注射器,内盛生理盐水。将汞柱血压表与被测肢体置于同一水平线。针内充满生理盐水,刚刚刺入筋膜间隙内而不进入肌组织之中,注射器推入时将生理盐水注入,使针头在间隙内通畅而不被组织堵塞,汞柱即可显示筋膜间隙内的压力。这种方法简便,即使在基层医疗单位也易于推广,但是准确度低,而且是

有创操作,限制了其应用前景。筋膜间隙压力测定的正常值为 10mmHg
以下,10～30mmHg 为增高,超过 30mmHg 为明显增高,已具有切开减
压的指征。

护士小刘:我想知道我们在行非手术治疗时每隔 6h 使用甘露醇
250ml 静脉滴注,是怎么起到消肿作用的?

主管护师小王:研究表明,甘露醇能明显减轻四肢骨折患者肢体肿胀
和疼痛,皮肤水疱形成也明显减少。高渗甘露醇快速静脉滴注后,因其不
易由毛细血管渗入组织,因而提高了血浆渗透压,导致组织细胞内水分向
细胞外转运,从而使组织脱水,减轻水肿,降低压力。另外,甘露醇尚可减
少血管阻力,增加血流量,清除氧自由基,增加氧利用率,促使组织功能恢
复。由于筋膜间隔综合征引起的神经肌肉坏死是不可逆的。因此,使用
甘露醇治疗过程中,必须早诊断、早治疗。筋膜间隙测压对明确诊断、及
时用药,或非手术治疗无效及时进行减压手术尤为重要,施行非手术治疗
用药 4 次后测压,压力不下降或上升,或症状加重,必须立即行切开手术,
一般不超过 24 小时;压力下降不明显,但症状已有缓解者,可在密切监护
下继续甘露醇治疗。

患者:护士长我也有个问题。就是我在滴注甘露醇的过程中,总感到
血管疼痛,偶尔有时输液部位的皮肤会发红,这是为什么呢?

护士长:噢,这主要是因为甘露醇是一种高渗透压的溶液。它对我们
的血管内皮产生直接损害,可激活炎症介质和有丝分裂素——活化蛋白
激酶,直接引起血浆渗透压升高、血管内皮细胞脱水,进而局部血小板聚
集并释放前列素 E_1、前列腺素 E_2,使静脉通透性增加,白细胞浸润并发生
炎症改变,使静脉收缩变硬,发生无菌性静脉炎。另外,受药物 pH 的影
响,血浆 pH 为 7.35～7.45,若 pH 过高或过低,均可干扰血管内膜的正常
代谢和功能而发生静脉炎。有人对外周静脉用药 pH 范围进行了探讨,
认为避免静脉炎的药物酸碱度最好不低于 6.5,甘露醇 pH 为 5～7,pH
偏低的液体刺激血管内膜可引起静脉炎。

护士小刘:那我们在输注甘露醇时可以采取哪些方法减少对静脉的
刺激呢?

护士长:首先采取预防性护理。①静脉选择,血管应选择弹性好、回
流通畅、管径较粗、便于穿刺和观察的部位,避免多处穿刺,对长期输液的
患者,应有计划地保护和合理使用静脉,应从远端向近端,避免靠近关节、
瘢痕、受伤及感染的静脉。②置管工具的选择,静脉滴注甘露醇时尽量选

择留置针而非头皮针,在满足输入速度的前提下尽量选择小号留置针。因甘露醇对血管内膜有刺激,持续固定同一穿刺部位可引起静脉炎,建议不采用留置软针,应每天更换穿刺部位。

进修护士小付:护士长,您讲的输注甘露醇预防性护理使我受益匪浅。我还想问一下当出现静脉炎时我们医院一般用硫酸镁湿敷,但对外渗严重的肢体处置效果不好,请问你们是如何处理的呢?

护士长:我们一般采用局部外敷的方法。经过我们医院临床多次实践研究表明,应用具有清热解毒、活血化瘀、消肿止痛作用的中药制剂如意金黄散能有效地治疗静脉炎。当然据文献报道,局部使用具有扩张血管作用的硫酸镁、硝酸甘油、肝素凝胶等,也可起到减轻红肿、增加血流、抑制血栓形成等作用。有报道,局部用肝素凝胶可降低静脉炎的发生率;玻璃酸酶(透明质酸酶)有增加组织通透性、促进渗出液吸收、促进水肿消散的作用。有报道在穿刺前 5 分钟用 2‰山莨菪碱涂搽穿刺点及穿刺点近心端 20cm 局部浅表血管,能使局部浅表血管扩张,保护静脉,减少损伤疗效显著,另外,用高渗糖联合硫酸镁和维生素 B_{12} 局部湿敷,其防止效果好于单用硫酸镁湿敷。也有报道使用丁卡因湿敷、芦荟胶外涂、马铃薯贴敷进行甘露醇静脉炎的防护。

进修护士小付:嗯,谢谢护士长。让我知道了处理静脉炎的这么多种方法。

实习同学小吴:老师,为什么一旦确诊筋膜间隔综合征及有相应的手术指征,必须立即切开减压?

护师小张:这主要是由我们机体对缺血耐受时间来决定的。皮肤、神经干与肌肉对缺血的耐受性不同,肌肉耐受缺血时间最短,大约完全缺血4h 即可发生坏死,即使血供复通,肌肉也不能恢复,肌肉中心坏死严重,周围靠肌膜部可有肌细胞存活。神经干对缺血的耐受性虽较肌肉长,但比较敏感,缺血 30 分钟,即可出现神经功能障碍,缺血 12～24 小时,可致永久性功能丧失。缺血 6 小时血供复通后,神经干不完全坏死功能部分恢复。皮肤对缺血耐受性最强,肢体皮肤虽部分缺血,但一般无坏死。组织缺血、低氧进行的无氧酵解可产生大量酸性代谢产物,周围的组织容易发生无菌性炎症,在炎症过程中产生大量毒性介质。当血循环改善以后这些物质进入血循环,会引起全身的损害,如休克、心功能障碍、心律失常等。所以一旦确诊筋膜间隔综合征及有相应的手术指征,必须立即切开减压。

护士长:很好,大家今天对胫腓骨骨折患者的护理问题及措施进行了积极的讨论。请问大家还有什么问题吗?

全体护士:没有。

护士长:大家对这次的查房做了很充分的准备,特别是在护理观察及护理措施方面进行了深入浅出的分析,各项护理措施具体有效。希望通过这次的查房,让大家更好地掌握胫腓骨骨折的护理、严密的护理观察,及时发现并发症——筋膜间隔综合征。今天查房到此结束,谢谢大家!

(王梅洁　杨明珠)

主要参考文献

[1]　赵国平,苏伟,赵劲民,等.影响胫腓骨开放性骨折愈合的多因素分析[J].中国矫形外科杂志,2012,20(14):1268-1271.

[2]　时国华,汤勇,徐云钦,等.三种创面处理方法治疗胫腓骨骨折合并骨筋膜室综合征临床疗效分析[J].中国骨与关节损伤杂志,2013,28(6):534-536.

[3]　郑群燕.负压封闭引流联合外固定支架治疗胫腓骨开放性骨折的护理[J].解放军护理杂志,2010,27(17):1331-1332.

[4]　李素珍,赵久红.骨创伤治疗仪与硫酸镁湿敷治疗静脉炎疗效的对比研究[J].实用临床医药杂志,2011,15(22):125-126.

[5]　周冉,段文.七叶皂苷钠治疗胫腓骨骨折所致肢体肿胀的 Meta 分析[J].安徽医药,2015,19(12):2397-2400.

第五节　全髋关节置换

查房内容:全髋关节置换术后髋关节脱位的预防及护理

查房形式:三级查房

查房地点:骨科关节示教室、病房

参加人员:护士长、责任护士小李、张护师、陈护师、张护士、王护士、李护士、周护士、田同学、范同学、进修护士

护士长:大家上午好,我们今天进行一次教学查房,查房的患者是 5床,唐某,诊断为左侧股骨头无菌性坏死。因为该患者术后发生了髋关节脱位,为了顾及患者的情绪及避免引起不必要的医患矛盾,所以今天的查房就安排在示教室进行。

我们先了解一下股骨头无菌性坏死,所谓股骨头无菌性坏死是指由

于不同原因破坏了股骨头的血液供应,最终造成股骨头塌陷而引起的严重髋关节疾病。它的病因很多,主要有股骨颈骨折、血红蛋白病、长期服用皮质激素、乙醇中毒等。早期往往没有症状,可在 X 线检查时发现,后期有疼痛、关节僵硬或活动受限、跛行的症状。

股骨头无菌性坏死可分四期。Ⅰ期无临床症状,X 线也无异常。Ⅱ期局部疼痛,活动受限,X 线可见软骨下骨硬化,骨质疏松,边缘有不规则的透亮线。Ⅲ期中重度疼痛,X 线可见坏死骨组织,关节面塌陷。Ⅳ期严重疼痛,活动受限,关节面塌陷严重,髋臼明显变化。它的治疗方法第一是非手术治疗,适合青少年,年轻人有比较好的自身修复能力,随着青少年的生长发育股骨头常可以得到改建。第二是手术治疗,有股骨头钻孔减压及植骨术,它适用于Ⅰ期、Ⅱ期的患者,股骨头外形完整的患者;另一种手术方法是行人工全髋关节置换术,是治疗Ⅲ期、Ⅳ期的主要方法。这位患者正是因股骨头无菌性坏死行人工全髋关节置换术的。下面先请责任护士小李汇报一下病史。

责任护士小李:患者,唐某,男性,65 岁,2008 年 9 月无明显诱因出现左髋部活动后酸痛,无放射痛,行走时加重,休息后自行缓解,无肿痛、发热症状。在当地医院行非手术治疗,症状未明显改善。遂来我院就诊,诊断为"左侧股骨头无菌性坏死Ⅲ期"。为进一步治疗,于 2008 年 12 月 16 日门诊收入院。入院后完善各项常规检查无异常后,于 2008 年 12 月 19 日在硬膜外麻醉和蛛网膜下腔麻醉联合麻醉下行左侧人工全髋关节置换术,术后一级护理,普食,予以盐酸头孢吡肟(卡洛欣)、异帕米星抗感染,奥美拉唑钠(奥西康)保护胃黏膜及补液营养支持治疗。双腿间置三角枕,患肢穿防旋鞋,保持患肢外展中立位。2008 年 12 月 22 日患者在床上活动时感到左髋部有疼痛,急诊床边 X 线片提示左髋关节假体股骨头脱出。当天急诊在静脉麻醉下行左侧人工全髋关节置换术后脱位闭合复位术并予夹板外固定,再次复查 X 线片提示左髋关节假体位置良好。目前我比较关注的护理问题主要是股骨头再次脱出的危险,病史汇报完毕。

护士长:通过责任护士小李的病史汇报,我们对该患者的病情已经了解了。这位患者已有 1 次脱位的经历,应当引起我们的高度重视,我同意责任护士小李把这个护理问题放在首要位置来考虑。我先简单讲一下人工关节置换术。所谓人工关节置换术,从专业的角度讲,就是应用生物相容性好、机械强度高、耐磨性强的高分子聚乙烯、陶瓷等人工材料制成的关节头和关节面,对骨关节疾病或肿瘤造成破坏的关节进行修复,替代原来的病变关节。手术后患者能极大地减轻或消除疼痛,增加腿部或臀部肌肉力量,提高生活质量,矫正畸形,恢复功能,重建有正常功能、无疼痛的关节。从人工关节的出现至今,随着外科技术及关节假体材料、设计的不断改进,如今人工关节置换手术成功率在 95% 以上,超过 90% 的患者术后关节保持良好功能时间达 15~20 年。但凡是手术就会有并发症,谁来讲讲人工全髋关节置换术后会有哪些并发症?

责任护士小李:人工全髋关节置换术后常见的并发症分为早期并发症和晚期并发症。早期并发症主要有感染、假体脱位、神经血管损伤、假体穿凿、骨折与劈裂、肺栓塞、脂肪栓塞综合征、髋痛与大腿痛、异位骨化、假体髋关节活动障碍、下肢静脉炎与浅静脉栓塞及下肢静脉血栓形成。晚期的并发症有骨溶解与假体松动等。

护士长:讲得很好。这位患者是因左股骨头无菌性坏死,患肢功能差,为改善患肢功能,提高今后的生活质量而行人工全髋关节置换术的,置换术后 3d 发生了假体股骨头脱出,患者再次接受手术,不仅增加了患者的痛苦,也增加了费用。谁来说一下什么情况下称之为关节脱位。

张护士:组成关节各骨的关节面失去正常的对合关系称为关节脱位。而全髋关节术后脱位是指在人工关节头臼之间,关节的接触性丧失,而且在无医疗辅助的情况下通常不可能复位。

护士长:那么我们正常的髋关节容易脱位吗? 为什么?

张护师:正常髋关节在一般情况下不易发生脱位,只有在强大暴力作用下才有可能产生脱位,常见于车祸。这与它的解剖结构有关。髋关节是个球窝关节,由髋臼与股骨头组成。髋关节位于骨盆的球窝关节称为髋臼,呈倒杯形。股骨头呈球状与髋臼相匹配,约 2/3 纳入髋臼内。髋关节骨性结构较稳定。骨板层按股骨颈应力线的排列,构成关节的强度和稳定性。不仅可以单足站立,也适宜于单足跳跃;于静态时承受体重,动态中又能确保关节的稳定。股骨头的外表面和髋臼的内表面有关节软骨覆盖,关节软骨坚韧,非常光滑,允许 2 个关节面之间在活动时轻易地相互活动。还有髋关节囊厚实坚韧,前面全部包绕股骨颈,后面附着于股骨颈中部,股骨颈后面中外 1/3 露出关节囊外。周围还有坚强的韧带连接使其稳定。如前方的髂股韧带、耻股韧带,后方有坐股韧带,关节内有股骨头圆韧带。髋关节的活动由周围有力的肌肉引发及控制。

护士长:讲得很好。脱位是全髋置换术后常见的并发症之一,近年来的文献报道,初次全髋置换术后的脱位率一般认为在1%~3%,全髋翻修手术的脱位率则较初次置换高3～4倍,达到4%～10%,而第2次或更多次翻修手术后脱位率可高达26.7%。大多数脱位发生在术后早期,即术后3个月之内,其中75%为后脱位。2002年在美国骨科医师协会年会(AAOS)会议上有人总结了6600个全髋关节置换术后发生脱位的情况,术后1个月有1%的患者发生脱位,至术后1年时1.8%患者出现脱位,以后每5年有约1%的患者出现脱位,至术后25年时共有7%发生了脱位。在发生脱位后55%的患者会复发,其中30%需要行翻修手术。那么全髋置换术后导致脱位的原因有哪些呢?

责任护士小李:手术入路是一个与全髋置换术后脱位有关的危险因素。全髋关节置换手术常用入路有3种,为前外侧、后外侧和前方。一般后外侧入路发生脱位的概率比前外侧和前方入路更高。有文献对1910例全髋关节置换术后脱位情况进行了统计,脱位率后外侧为5.8%,外侧为3.1%,前外侧为2.3%。因为后侧入路的手术主要破坏的是两个关节囊性韧带结构,即骨圆韧带和坐股韧带,还破坏了4块肌肉,即梨状肌、闭孔内肌、闭孔外肌和股方肌,增加了后方软组织的损伤,从而增加了术后脱位的发生。行后方软组织修补可以弥补此缺陷。但后侧入路也有其优点,就是术中可以充分显露,减少出血并缩短手术时间,术后恢复得快。

王护士:脱位还与假体类型选择不当有关。假体的股骨头大小与髋臼大小与全髋术后不稳定的关系一直是一个有争议的课题。在20世纪70年代,一般应用22mm的头,近年已转到应用26mm、28mm和32mm。这种转变是由于有研究证明用22mm头增加了脱位的发生率。在临床上32mm的假体头使用也受到限制,原因是增加了聚乙烯磨损,进而引起骨溶解、松动。一些研究寻求改变假体界面,使用耐磨的材料,包括金属对金属、普通聚乙烯对陶瓷头及高铰链聚乙烯的应用,但尚需进一步临床观察。有学者利用体外模拟实验测试不同直径假体头对人工髋关节屈曲活动过程中假体撞击前和脱位前的屈曲度的影响,发现假体头越大,关节屈曲的活动范围越大;头的直径从22mm增加到28mm时,屈曲活动范围明显增加,假体的撞击主要发生在假体与假体之间;头的直径从28mm增加到32mm时,假体的撞击主要发生在小转子与髋臼之间,关节活动范围则增加不明显。基于以上原因,现在临床上多使用26mm或28mm假体头。

李护士:医师的手术操作环节也是全髋关节置换术后脱位的原因。这在一定程度上也受手术医师技术水平与经验的影响。如股骨、髋臼假体安装位置不当。假体置入位置不正确是导致术后关节不稳定的重要原因,而髋臼假体又是假体中最容易因安置位置不恰当而导致关节脱位。髋臼准确定位十分重要,由于术中患者骨盆的方位移动变化大不易确定,髋臼准确定位困难。髋臼假体前倾过多,易发生前脱位,而前倾角太小或后倾则易发生后脱位。除前后倾斜外,正常髋臼还有约 45°的外翻角。如果外翻角大于 60°,髋关节即有向上脱位、半脱位的可能。相反,如果髋臼假体近乎水平位安装,在髋关节屈曲时,会发生股骨颈与髋臼假体周缘的碰撞,此时结合内旋的力量,就会出现髋关节的后脱位。再如有效股骨颈长度缩短:术中如果髋臼假体置入位置太高或太偏内侧,或者选择的股骨颈长度过短、股骨柄假体置入在内翻位、股骨矩去除过多时,会引起股骨颈有效长度的缩短,而导致髋关节周围软组织松解过多、张力降低,关节容易脱位。另外医师在术中置入假体后,必须彻底清除髋臼周围的骨赘及溢出的骨水泥,否则这些硬性物质在髋臼活动过程中,可能会起到杠杆的支点作用,容易造成关节脱位。突出在髋臼后缘的骨赘或骨水泥,可限制髋关节外旋,并使股骨头向前脱位。而髋臼下方的骨赘或骨水泥,可使股骨头向上脱位。

护士长:上面我们几位护士从医师手术、材料选择等方面讲了引起脱位的原因,还有其他方面的原因吗?

周护士:患者自身原因也有很大因素。比如伴有神经肌肉疾病和大脑功能障碍的患者,术后脱位的风险增加。有人把大脑功能障碍和神经肌肉失调作为潜在的危险因素来研究,结果显示:在患者相关因素中,大脑功能失调是唯一能增加脱位风险的危险因素。存在神经肌肉功能失调的患者具有高的脱位风险也已被报道过。这可能与此类患者存在肌力不足、肌平衡觉缺失、依从性差等有关。髋臼前壁或后壁缺如或发育不完善也可导致脱位的风险增加。

进修护士:我也来补充一点,年龄也是影响因素。据统计行全髋关节置换术的平均年龄为 63 岁,出现术后脱位的平均年龄是 64 岁。有报道术后近期脱位的以 50 岁以上患者为多,而远期脱位以 50 岁以下患者多见。大部分老年人患者一般情况差,手术前长时间卧床,老年患者髋部肌肉韧带松弛,肌肉明显萎缩,肌力降低,手术后髋关节不能维持正常的张力,是导致关节脱位的重要原因。而年轻者骨质好,肌张力强,术后恢复快,故近期并发脱位相对较少;而运动多,对关节使用频繁,因此远期并发松动、脱位乃至断裂以年轻者多发。

护士长:讲得很好,大家还有没有补充的或者不同意见的讲出来一起讨论讨论。

张护士:我觉得术后体位不当也是一个很大因素。患者回病房时在麻醉药作用未消失前发生躁动可引起脱位,或未清醒状态下因患者对疼痛不敏感肌肉处于松弛状态,返回病房在粗暴搬动患者尤其是非专科护士参与的搬运下易造成脱位。再或回家后患者被搬动到床上的过程中也易发生脱位。还有术后患者体位放置不当,如髋关节过度的屈曲、内收和内旋位时,可导致髋关节后脱位,通常见于患者坐在低凳、试图站立时;髋关节伸直位过度、内收、外旋位时,可导致髋关节前脱位。患者自行翻身侧卧位时,使患髋外旋、内收而发生脱位。

陈护师:护士向患者进行预防脱位的宣教力度不够、具体指导不细致,还有患者对自身疾病程度和预防脱位的重要性认识不到位,不能提高患者的依从性等,都可能成为脱位的诱发因素。从小李的病史汇报中可以得知该患者是在活动时感觉有疼痛的,很有可能是在活动不当时脱出来的。除此之外,镇痛不到位,手术当晚切口疼痛未能及时镇痛,造成疼痛性肌挛缩以致再次髋关节外伤等因素都可以引起脱位。

护士长:非常好,通过以上的讨论,我想大家应该了解全髋关节置换术后易发生脱位的一些原因。我们对这类患者一定要加大宣教力度,并做具体细致的指导。如有可能的话连家属一起宣教,并让家属共同参与。那最容易发生髋关节脱位的时间是什么时候?为什么?

李护士:术后6周之内是髋关节脱位发生最危险的时期,70%的早期脱位发生在术后1个月。晚期脱位与关节活动范围大、关节囊松弛有关。有资料显示晚期脱位女性与男性之比为3:1,可能与女性患者髋部周围肌力差有关系。

小田同学:老师,什么是早期和晚期脱位?为什么术后6周之内是脱位发生最危险的时期呢?

李护士:术后6周内发生的脱位称之为早期脱位;术后6周后发生的脱位称之为晚期脱位。因为手术破坏关节囊,造成关节囊松弛,关节周围肌力失平衡,而软组织的修复需要6周。故在此阶段是脱位发生最危险的时期。

小田同学:老师,我想问问发生髋关节脱位复位以后,有没有再发生脱位的可能?

王护士:初次脱位发生在术后6周之内的患者再发生脱位的机会小,

晚期发生初次脱位的病例再脱位的发生率较高。有资料显示 60% 的晚期脱位易发生再脱位,而早期脱位只有 40% 的可能发生再脱位。

护士长:这位患者发生了髋关节脱位,在平时的临床工作中我们如何判断?

李护士:我们应该先了解髋关节脱位的临床症状。早期脱位首先存在疼痛,部位可在髋关节周围、大腿内侧、前侧、外侧或膝部,开始为隐痛、钝痛、间歇痛,特别是活动多了疼痛加重,休息可缓解或减轻,也有呈持续性疼痛的。还有髋关节功能障碍,主要表现为外展、内收、前屈、后伸困难,不敢盘腿,关节僵硬,抬腿不灵活。患肢短缩、肌萎缩。后期脱位可出现跛行,也是由于疼痛、髋关节功能受限所引起的,最主要的表现是患髋内收,患侧膝关节紧紧向健侧靠拢,甚至两膝之间相互摩擦。

责任护士小李:还可以从不同的临床表现来反映髋关节脱位方向,也就是指髋关节脱位后假体头与臼杯相对位置不同。如髋关节前脱位,伸直位过度同时内收外旋易引起,多见于前方入路,或假体臼位置过于前倾。前脱位时,髋关节呈屈曲、外展、外旋畸形,患肢很少短缩,大粗隆亦突出,但不如后脱位时明显,可位于髂坐线之下,在闭孔前可摸到股骨头。还有髋关节后脱位,过度屈曲、内收、内旋易引起;特有体征为髋关节弹性固定于屈曲、内收、内旋位,足尖触及健侧足背,患肢外观变短。腹股沟部关节空虚,髂骨后可摸到隆起的股骨头。大转子上移,高出髂前上棘与坐骨结节的连线。再有一个就是髋关节中心脱位,中心脱位畸形不明显,严重者可出现患肢缩短,下肢内旋内收,大转子隐而不现,髋关节活动障碍。临床上最后的确诊往往需经 X 线检查后,方能诊断。

护士长:刚才我们从髋关节脱位的方向进行了分类,那么从髋关节脱位程度来讲又如何分类?

王护士:可以分为半脱位、全脱位和持久性脱位。半脱位表现为关节活动时有一个突然震动,有时伴有暂时性活动能力减少合并刺痛,股骨头撞击于臼杯边缘,但没有跳出臼杯,这可自行复位。全脱位是假体头与臼完全失去接触性,需要复位,如这个患者就属于这一类。持久脱位是指人工关节的永久性脱位。在某些情况下患者仍然能够行走,至少在有限的范围内。例如,内置物头部"骑跨"至臼缘,或脱位的头把松动的臼杯推向一边并直接与髋臼床骨质相关节。

护士长:很好,大家讨论很积极,手术后导致髋关节脱位的因素与我们平时的护理息息相关,现在我们了解髋关节脱位的原因、症状及临床表现,知道正确的体位可以预防髋关节脱位,在平时的工作中应该如何预防呢? 那么从护理上如何正确安置患者的体位?

周护士:在平时临床工作中,我们应当密切观察患肢的放置位置是否恰当,患肢有无疼痛、关节主被动活动有无受限、手术部位有无异物突起、双下肢是否等长,搬动或活动时髋关节有无剧烈疼痛、听到响声,肢体有无变得异常内旋、外旋或短缩,有无患肢无力,下地站立时似有踩棉花般的感觉。一旦发生脱位,应立即制动,以减轻疼痛和防止发生血管及神经损伤。

护士长:那在具体临床工作中我们又是如何护理的呢?

张护师:首先,我们应做好心理护理。针对大多数患者因害怕手术、担心手术效果、经济问题等而产生的恐惧、紧张、焦虑等情绪,对其进行心理辅导,帮助患者改善认知,调控应激反应,尊重患者的疾病知情同意权,耐心而详细地向患者及家属介绍手术医师和成功的术例,以及该手术的负面影响,使患者有一个清楚的认识,帮助他们消除顾虑,摆脱恐惧,增强信心,以便主动配合治疗护理。

其次,妥当安置患者体位,我们护理人员应向患者和家属说明正确体位的重要性,取得患者和家属的主动配合。患者术后取仰卧位,在双腿间放置一个三角枕以防止髋关节内收及外旋,双膝及足尖向上,患肢保持外展 15°～30°中立位。6 小时后可适当摇高床头 15°～30°,术后 1 天可半卧位休息,但屈髋应小于 90°,根据病情给予穿防旋丁字鞋或沙袋固定。

第三,我们应指导患者正确翻身,每次翻身时必须有医师或护士在床旁指导和协助,向健髋侧翻身时,患肢伸直,医师或护士站在患者的健侧,一手扶住整个患髋,一手托住膝部,使髋膝在同一水平面上侧转翻身,再用软枕或支架使整个患肢与患髋处于相同水平并加以固定,防止内收、内旋而发生脱位,禁止向患髋侧卧位。

第四,正确指导搬运,搬动时应动作协调一致,专人托住患侧髋部和下肢,尤其是保持患侧髋部的稳定性,协助将患者平放于床上,防止动作不协调而导致关节脱位。

另外,放置便盆时应注意保护髋关节,防止出现内旋和内收,可在腰下垫一软枕,臀部与大腿同时上抬足够高度,从健侧取放便盆,患肢保持外展中立。如厕用加高的坐便器或如厕时双手支撑便器两侧的特制扶手,身体后倾,患腿前伸。

护士长:讲得非常好,做好术后每个环节的护理,是预防关节脱位的关键,手术成功与否与护理关系密切,因此,正确实施护理中各环节的措施,加强健康宣教,让患者掌握预防关节脱位的方法,这都是防止关节脱位的重要措施。手术后髋关节不能维持正常的张力,恢复肌张力预防肌肉的失用性萎缩也是防止髋关节脱位的重要环节。那么应该如何指导患者进行正确的功能锻炼呢?我想,为了让患者更好地康复,增加康复知识,我们一起到患者唐老伯床边去,让他参与一道听听(大家一起来到病房唐老伯床旁)。

护士长:唐老伯,您好,我们来看看您,讨论一下如何指导您进行康复训练。

唐老伯:好的。

护士长:请大家共同讨论如何帮助患者进行康复训练指导。

王护士:我先来说,术后早期活动对促进患者恢复体力、增强肌力、增大关节活动度、恢复日常生活的协调性等具有重要意义。锻炼的重点应放在髋关节的功能训练上,促进髋部周围肌肉锻炼,进一步为假体创造一个稳固的环境。而活动中如何预防髋关节脱位是重要方面。应向患者说明功能锻炼的目的和重要性,锻炼时屈髋小于90°,禁止内收、内旋。床上功能训练:首先,麻醉清醒后,即可开始行距小腿关节(踝关节)背伸、跖屈运动,背伸、跖屈练习时注意每个动作停留5~10秒。其次,进行踝关节的旋转活动:活动踝关节时,先向另一足转,再反方向转动,5~10下/次,3~5次/日。第三,做股四头肌的等长收缩练习:方法是用力伸直膝关节,绷紧大腿肌肉约10秒再放松,10~20次/小时。第四,做臀肌的收缩舒张练习:先将双下肢分开伸直,用力收紧臀部肌肉,维持着从1数到5,再放松,10下/次。第五,在术后第1天做秋千拉手抬臀运动:患者仰卧位,健侧下肢屈膝支撑于床面,双手拉住吊环,协助托起上身及臀部,使身体抬高,臀部离床,保持5~10秒后慢慢放下,1次/小时,逐渐增加,运动时动作要缓慢,患侧下肢充分放松,活动时避免患髋内收和旋转。第六,做屈髋屈膝训练:患者取平卧,足跟贴在床面上,缓慢滑动,屈膝、屈髋将足跟向臀部方向滑动,然后慢慢伸直,反复练习,应注意膝关节不可向内弯,运动均在外展中立位状态下进行,5~10下/次,3~5次/日。第七,做直腿抬高运动:先用力伸直膝关节,绷紧大腿肌肉,直到患者的下肢在床上完全伸直,然后将下肢抬离床面几厘米,维持5~10秒,直到疲劳为止。

范同学:老师,那么我们如何指导患者下床锻炼呢?

责任护士小李:使用骨水泥假体者,术后患肢可立即开始逐步负重练习,非骨水泥患肢使用者,术后 6 周患肢才可逐步负重练习。术后 5～7 天可鼓励并指导患者下床活动,下床时患者取半卧位,双手借助吊环使整个人移至患侧床边,由他人一手托住患侧足踝,另一手托住患侧腘窝部,将患肢水平离床,注意患者应随着患肢的移动而转动,屈髋必须小于 90°,然后再健肢离床,在床边坐稳后用健肢使力,患肢不负重,扶助行器或双拐站立,注意站立时必须有人搀扶,以免跌倒。上床时也必须先在患侧床边坐稳,患肢伸直,双手撑于床面,上身尽量向后仰,患肢由他人协助或自行移至床面,双手借助吊环及他人帮助将整个人移至床中央。在上下床时,避免患肢内收及旋转。协助患者下地后先从站立开始训练,再指导坐位训练。

站立训练:站立时间由短到长,不超过 30 分钟,2～3 次/日。站立时,两足可稍呈外八字形分开,与两肩同宽,以增加稳定性。另外站立屈膝时把手术侧的下肢向胸部方向提起,但膝部不要超过腰部,抬起时维持 5～10 秒,再缓缓放下;站立外展髋部时,在肯定患者的足部、膝部、髋部都向前方直立后,将身体伸直,把下肢向外侧举起,然后慢慢放回;站立后伸髋部时把手术侧下肢慢慢向后靠,同时腰部维持伸直位,维持 3～4 秒,再放回着地。

坐位训练,术后 1 个月内坐位时间不宜过长,以免导致关节水肿,且坐位时保持膝部在髋水平以下;坐时身体应尽量向后靠,腿向前伸;坐椅两边装扶手,以方便坐立。要求患者半年内禁止下蹲、盘腿坐、跷腿、坐矮凳和软沙发,不要爬陡坡,前屈身不超过 90°,髋关节不能深屈、内收、外旋,以防关节脱位。

田同学:老师,我想了解唐老伯下床后如何指导他行走呢?

张护师:第一,行走训练。术后 5～7 天患者能站稳后开始练习行走,行走时,患肢始终保持外展 15°～30°,6 周内患肢不负重或部分负重,步子不可太大太急,要慢慢踏稳每一步,并注意保持身体平衡,逐渐增加患肢负重量。走路转身时,若向健侧转身,应先让健肢向外迈一步,然后移动助行器,患肢再跟上。若向患侧转身,应先让患肢向外迈一步,然后移动助行器,健肢再跟上,避免髋关节突然旋转。训练时应有护理人员现场指导并保护。

第二,用步行器行走练习。先将步行器向前移动一小步,身体向前移动,患肢抬起,足跟先着地,再全足放平,然后再移动健肢。

第三,带拐杖行走训练。选择高度适宜的合适拐杖,先站稳,将重心放在健肢上,同时移动两拐杖与患肢,患足尖不可超越双拐头连线,然后将重心移动至两拐杖与患肢处,再向前移动健肢,如此逐步前移。扶拐行走时患肢应保持外展 30°,步幅不宜过大,速度不宜过快,每分钟不超过 25 步。6～8 周或以后可用单拐,使用单拐时应先去患侧拐,以保持行走时患肢外展。上楼梯时,健侧先上,拐杖随后,患肢跟上,或拐杖、患肢同时跟上;下楼梯时,拐杖先下,患肢随后,健肢再跟上。

　　第四,徒步练习。术后 10～12 周或以后可逐渐过渡到患肢负重行走,开始每日 2～3 次,每次 20～30 分钟,以后根据唐老伯的体力情况调整时间。

　　护士长:很好。现在请责任护士小李给唐老伯演示出院后的健康宣教内容。

　　责任护士小李:好。唐老伯,您出院后,还要继续做以上强化肌肉的锻炼。术后至少 3 个月内千万不要使膝关节超过髋关节水平;不要坐太低的椅子,乘车时臀部位置向前坐,身体向后靠,腿尽量前伸;不要交叉腿和踝;不要弯腰捡东西,取低物时可用长柄钳或钩来代替;需要坐加高的便盆,可用加高的自制坐便器如厕,或在辅助下身体后倾患腿前伸如厕;不要做跨足运动;穿脱鞋、系鞋带请人帮忙,选择不系带的松紧鞋、宽松裤。更换裤子时应先穿患腿裤管再穿健腿裤管。术口愈合后,进行淋浴时因站着淋浴有一定的危险,需要坐一个高凳子,喷头用可移动的手持喷头,并准备一个带长柄的沐浴海绵以便能触到下肢和足。要注意防止患侧下肢极度外展和避免受压。禁止剧烈运动。完全康复后可进行的体育活动有散步、园艺,并保持适当的体重。避免进行对新髋关节产生过度压力造成磨损的活动,如跳跃、快跑等。术后第 1 个月内髋关节水肿,亦可用冷敷及抬高患肢来改善。如患肢突然感觉剧痛,髋部凸出,活动时很痛,且患肢变短,表示人工髋关节脱臼,须立即就医。

　　护士长:有关全髋关节置换术后脱位的相关知识及护理,经过以上讨论,相信大家已经能掌握了。接下来小李要把刚才大家讨论的重点向唐老伯做详细的宣教,并结合患者的情况制订一份具体的康复训练计划。

　　责任护士小李:好的,我会帮助唐老伯一起制订的。

　　护士长:唐老伯,听大家的讨论,您明白吗？您的管床护士小李会在以后的时间继续教您如何活动,希望您早日康复。

　　唐老伯:谢谢大家对我的关心。

　　护士长:好,今天教学查房就到此结束了。谢谢大家的参与！

　　　　　　　　　　　　　　　　　　　　　　　　　　　　　　　(傅利勤)

主要参考文献

［1］ 夏振兰,何冰,范梅霞,等.全髋关节置换术患者连续性护理模式的构建及应用[J].中华护理杂志,2012,47(8):687-691.

［2］ 刘贵芝,李萍.人工全髋关节置换术的康复训练指导及护理[J].护士进修杂志,2011,26(18):1681-1683.

［3］ 王震.全髋关节置换术围术期深静脉血栓防治的临床研究[J].中国矫形外科杂志,2013,21(4):350-353.

［4］ 梅迎雪,陈希,牛东生.人工全髋关节置换术治疗高位先天性髋关节脱位的康复护理[J].中华护理杂志,2012,47(2):105-107.

［5］ 周传友,尚希福.全髋关节置换术后脱位原因研究进展[J].国际骨科学杂志,2010,31(3):169-173.

第六节　膝骨关节炎

查房内容:膝骨关节炎深静脉血栓预防与护理
查房形式:三级查房
查房地点:骨科关节病区
参加人员:护士长、陈护师、赵护师、责任护士小王、朱护士、杨护士、冯护士、胡护士、进修护士、实习生小夏、同学小兰、同学姗姗

护士长:大家上午好,今天我们针对膝关节炎这个病进行一个教学查房。我们知道骨关节炎(osteoarthritis,OA)是一种关节的退行性变和轻度紊乱,并伴有关节软骨的累进性损伤,是一组有不同病因但有相似生物学、形态学和临床表现的疾病。随着人口老龄化的加快,OA的危害越来越大。据调查在美国50岁以上的人群中,其患病率仅次于缺血性心脏病,居第二位。而据我国的流行病学初步调查显示,其在人群的患病率为8.3%,随着我国逐步进入老龄化社会,这一数字必将增加。今天和我们一起学习讨论的是我们的患者陈阿婆。阿婆,您好,昨天晚上睡得怎样?

陈阿婆:很好,护士长。谢谢你们哦,这么关心我。

护士长:不客气,这都是我们应该做的。阿婆,我们今天针对你所患

的病进行一次教学查房,共同学习一下这方面的知识,要耽误你一些休息的时间了。

陈阿婆:护士长你们这么关心我,为我还专门做一个教学查房,我高兴还来不及呢,怎么会耽误休息呢。

护士长:好,那么下面我们先请管床护士小王汇报一下病史。

责任护士小王:患者陈某,女性,79 岁,汉族,已婚。患者主诉 5 年前无明显诱因出现左膝疼痛,疼痛呈间歇性钝痛,行走后加重,休息后好转,未予重视。近 3 个月来左膝疼痛不断加重,行药物及外用药等非手术治疗,效果不佳,疼痛继续加重,使用"长海痛尺"疼痛评估 4 分,并伴有左膝关节活动明显障碍,下蹲及下楼梯困难,严重影响生活质量。现为进一步诊治遂来我院,于 2008 年 10 月 27 日门诊拟"左膝骨性关节炎"收入院。入院后完善各项常规检查,于 2008 年 10 月 29 日在硬腰联合麻醉下行左膝人工关节置换术。术后安返病房,带回导尿管一根引流尿液,于 2008 年 10 月 30 日拔除;伤口引流管一根引流渗血渗液,已于 2008 年 10 月 31 日拔除;左下肢弹性绷带加压包扎,观察末梢血供。并予一级护理,普食。术后给予卡洛欣、异帕米星抗感染、奥西康保护胃黏膜,补液营养支持,低分子肝素钙、迈之灵防止下肢静脉血栓形成等治疗。今术后第 4 天,补液 1750ml。患肢弹性绷带包扎且垫软枕抬高,末梢血循环好。伤口敷料外观无渗血。骶尾部皮肤完整无发红。辅助检查 X 线示(2008 年 10 月 27 日)左膝骨关节炎。病史汇报完毕。

护士长:通过责任护士小王的报告,我们对该患者病史已有了整体了解,对于病史大家还有什么不清楚的或者想进一步了解的?

全体护士:没有。

护士长:既然没有,那么针对这个患者我们该提出哪些护理问题呢?下面,我们先请责任护士小王汇报一下她提出的护理问题。

责任护士小王:针对此患者我提出了 6 个护理问题。①疼痛:与左膝关节炎、活动受限及手术创伤有关。②生活自理能力下降:与术后活动受限有关。③知识缺乏(特定的):不了解功能锻炼的方法。④潜在并发症:下肢深静脉血栓形成。⑤潜在并发症:关节僵硬。⑥潜在并发症:感染。

护士长:小王提了 6 个护理问题,大家有没有补充的或者有不同意见的,提出来大家一起讨论。

同学小兰:老师刚才提了一个潜在并发症,下肢静脉血栓形成,为什么膝关节置换会发生下肢深静脉血栓?

责任护士小王：关于这个问题，我想首先请我的辅助护士小朱帮助大家复习一下血栓的概念及形成过程。

朱护士：我们知道在活体的心脏和血管内，血液发生凝固或血液中某些有形成分凝集形成固体质块的过程，称为血栓形成。所形成的固体质块称为血栓。人体血液中存在凝血系统和抗凝血系统（纤维蛋白溶解系统）。在生理状态下，血液中的凝血因子不断地有限地被激活，产生凝血酶，形成微量的纤维蛋白，沉着于心血管内膜上，但其又不断地被激活的纤维蛋白溶解系统所溶解。同时被激活的凝血因子也不断地被单核巨噬细胞系统吞噬。上述凝血系统和纤维蛋白溶解系统的动态平衡，既保证了血液潜在的可凝固性，又保证了血液的流体状态。若在某些诱发凝血过程的因素作用下，上述的动态平衡被破坏，触发了凝血过程，便可形成血栓。

同学小兰：老师，那血栓不就是血液凝固了吗？

朱护士：这样说是不对的，血液凝固是血液由液体变为固体，是在循环系统之外进行的。而栓子性血栓由原始部位部分或完全性脱落，并由血流带到循环内某一更远部分，从而造成某脏器或某处管道（动脉或静脉）闭塞。所以恰当地说血栓应是血液成分在流动的血液中，于血管或心脏内膜表面形成的一种凝块或沉淀物，它可导致血流中断造成栓塞。

同学小兰：哦，我知道了。静脉血栓形成也就是在静脉内形成的凝块或沉淀物。血液凝固是在循环系统之外或体外形成的。

朱护士：对，这样理解就对了。

护士长：刚才小朱护士说了血栓的形成是某些诱发凝血过程的因素造成动态平衡破坏，触发了凝血过程，从而形成了血栓。那这个患者为什么会有形成血栓的危险呢？

责任护士小王：这要从诱发血栓形成的三大因素来解释。血栓形成因素有血流缓慢、血管壁损伤和血液高凝状态。

我们先说血管壁损伤这个因素。血管壁的管腔内膜有内皮细胞覆盖，其总面积超过 $1000m^2$。正常状态下血管内皮细胞具有抗凝和促凝两种特性，在生理情况下，以抗凝作用为主，从而维持血液流动性，防止血液凝固作用。当血管壁损伤时，抗凝现象就会逆转。内皮细胞损伤后，暴露出内皮下的胶原，激活血小板和凝血因子Ⅻ，启动了内源性凝血过程。与此同时，损伤的内皮细胞释放组织因子，激活凝血因子Ⅶ，启动外源性凝血过程。所有这些，诱发了血栓的形成。

再说血流缓慢这个因素。因为血流淤滞，被激活的凝血因子不能被循环血流稀释,单核-巨噬细胞系统对这些因子清除作用无法实现,天然抗凝物质被消耗后得不到补充,局部能够形成足量的凝血酶,从而使淤滞血液发生凝固。此外,当血流缓慢时会使血黏度增高,而黏度增高则血流更加缓慢,两者互为因果,呈恶性循环导致血栓形成。

最后说血液高凝状态这个因素。这主要涉及凝血因子的改变与血小板的数量增多与功能亢进。正常血流中,红细胞和白细胞在血流的中轴(轴流),其外是血小板,最外是一层血浆(边流),血浆将血液的有形成分与血管壁隔开,阻止血小板与内膜接触和激活。当血流减慢或内皮细胞受损时,血小板可进入边流,增加血小板与内膜接触机会和黏附内膜的可能性。这时血小板迅速发生黏附,并变形伸出星芒状伪足,在内皮细胞释放的 ADP 及已形成的凝血酶的作用下发生第一时相的聚集,第一时相聚集虽然发生迅速,但聚集后还可解聚。当血小板释放出内源性 ADP 及5-HT 等物质后,即可较缓慢地发生不能解聚的第二时相聚集,从而形成血栓。一般单纯个别凝血因子增多并不至于引起血栓形成,凝血因子少量激活也只在一定条件下(如血流缓慢)才引起血栓形成。若凝血因子增多,同时大量激活则往往引起血栓形成。

护士长:通过上述小王的讲解我们知道血栓的形成与三大因素有关。但为什么该患者会有这一并发症发生的可能呢?

陈护师:首先我们可从血栓形成的三大因素来解释。我们知道全膝人工关节置换术(total knee arthroplasty,TKA)使用骨水泥固定假体,骨水泥在溶解时会发生热聚合反应,这些都可能损伤血管内皮细胞,激活一系列与凝血过程相关的细胞与组织因子,最后导致高凝状态的产生。而手术创伤引起的应激反应,也可导致血小板等增加,形成高凝状态。通过上面小王的讲述我们知道血栓形成的三大诱因之一是血液的高凝状态,所以说该患者有血栓形成的可能。

另外术中应用止血带,手术器械的使用引起的局部创伤等都可能导致血管内膜损伤,引起多种具有生物活性物质的释放,启动内源性凝血系统,同时静脉壁电荷改变导致血小板聚集、黏附,形成血栓。而在手术创伤刺激下,组织因子(TF)的释放,可激活外源性凝血途径。所有这些,均可以激活凝血途径,诱发静脉血栓。

最后血栓形成与静脉流速有关系,静脉血流速度比动脉慢,下肢静脉又存在许多静脉瓣,易形成涡流,而这些都易于血栓形成。全膝人工关节置换术手术时,长时间的被动体位,全身麻醉时肌肉放松,术后卧床或活动减少等都可使静脉血流缓慢,在静脉瓣内形成涡流,使瓣膜局部缺氧,引起白细胞黏附分子表达,白细胞黏附及迁移,进而促使血栓形成。尸解也证明,卧床 7d 以上的患者静脉血栓的发生率为 80%。此外,术后抗凝血酶Ⅲ降低,内源性纤维蛋白溶解系统受到抑制也可能形成血栓。综上所述全膝人工关节置换术后易发生下肢深静脉血栓形成。

护士长:刚才小陈从原因方面说明该患者有发生下肢静脉血栓的可能,那我们别的护士和同学有没有补充的?

进修护士:阿婆,我想问下您有没有吃一些预防血栓的药物?

陈阿婆:每天早、晚护士都给我吃一种叫迈之灵的小药片,说是预防血栓的。每天还打一针也是防预血栓的。

进修护士:您打的那一针叫低分子肝素钙。

陈阿婆:对,对,就是那个。

进修护士:通过阿婆的讲述我们知道在药物应用方面,医师为该患者下了皮下注射低分子肝素钙、口服迈之灵的医嘱,说明医师也考虑到患者可能会发生这个潜在并发症。

杨护士:已有文献报道,全膝人工关节置换术后下肢深静脉血栓(deep venous thrombosis,DVT)的发生率为 40%～80%,发生肺栓塞(PE)风险达 10%～20%,病死率达 2%。如此高的发病率也进一步说明该患者可能发生下肢深静脉血栓。

护士长:讨论了这么多,对于这个护理诊断我想大家应该没有疑问了吧。既然该患者有形成下肢静脉血栓的可能,那我们该怎样预防呢?我们还是先请小王护士讲讲。

责任护士小王:要做好预防首先术前要进行风险评估:高龄、女性、吸烟、糖尿病、肥胖、小腿水肿、下肢静脉曲张、心功能不全和以往有下肢深静脉血栓形成史及严重外伤史患者均为高危人群。如该患者 79 岁,高龄,女性,即为高危易发人群。我们要做好该人群的卫生宣教工作。详细询问病史,术前行血常规、出凝血时间、凝血酶原时间、下肢血管彩超等检查。

实习生小夏:我想问一下为什么吸烟也属于高危人群?

责任护士小王:这是因为吸烟时产生的一氧化碳和尼古丁可直接损伤血管内皮,致使前列环素、组织型纤溶酶原激活剂与尿激酶型纤溶酶原激活剂等合成减少,纤溶受抑而有利于血栓形成。所以我们在向患者做宣教时要禁止患者吸烟。

实习生小夏：哦,这个我明白了。那糖尿病、肥胖为什么也属高危人群呢?

责任护士小王：由于高血糖、高血脂,血小板功能异常及血浆中纤维蛋白原含量减少,纤溶活力减弱,使血液黏滞性增加,血流缓慢,红细胞聚集加速导致血液高凝状态。同时血浆内皮素升高、血浆中自由基代谢紊乱与血清过氧化脂质水平升高及高糖参与的多元醇积聚均可造成血管内皮损伤。损伤部位血小板黏附、聚集、释放及带负电荷的磷脂暴露于血小板表面而启动凝血过程,最终导致血栓。

责任护士小王：要鼓励患者多饮水,进清淡易消化的食物,以降低血液黏稠度,防止血流缓慢导致血栓形成。此外患者还应注意增加粗纤维食物的摄入,如新鲜蔬菜韭菜、蒿子秆、芹菜等,多吃水果如香蕉,也可饮蜂蜜水,定时按摩腹部,方向由右下腹—右上腹—左上腹—左下腹,以促进肠蠕动,防止便秘。

胡护士：预防便秘和血栓形成有何关系?

朱护士：研究表明 80% 下肢深静脉血栓发生在左下肢,与乙状结肠宿便有关。宿便使乙状结肠膨隆,压迫左髂总静脉,使回心血流滞缓,是导致下肢深静脉血栓的诱因。

护士长：针对这个患者还有别的预防措施吗?

冯护士：有,可以在术后使用抗凝血药。药物预防目前常用低分子肝素(low molecular weight heparin,LMWH)。它的使用方法在欧洲和北美洲颇有不同。国内建议亦有 2 种方案。方案一是术前 12h 或术后 12~24 小时使用常规剂量的低分子肝素;方案二是术后 4~6 小时给予常规剂量的 1/2,次日增加到常规剂量。Raskob 等根据 1990 年以来的报道,按可靠性分级分析得出结论,术前使用低分子肝素预防骨科大手术后,非但不能获得预防效果,反而会增加出血量;术后 6~9 小时使用获得的预防效果好,且不会增加出血量;术后 12~24 小时使用的预防效果最差。本院采用术后 4~6 小时给予常规剂量的 1/2,次日增加到常规剂量,持续 7 天的方法预防术后下肢深静脉血栓,也是基于以上因素的考虑。目前该患者术后 8h 内开始给予抗凝血药那屈肝素钙(苏碧林)0.4ml 皮下注射,1 次/日,持续 7 天。3~4 天起每天复查凝血功能。

同学小兰：我想问下苏碧林是什么药?

朱护士：苏碧林是一种低分子肝素,是普通肝素通过解聚而成的,半衰期长,具有快速和持续的抗血栓形成的作用,且能显著降低肺梗死的发生率,是预防术后深静脉血栓的首选药物。

同学小兰:普通肝素与低分子肝素有什么区别?

朱护士:普通肝素半衰期短,药物剂量过大易导致出血。而低分子肝素与普通肝素比较具有生物利用度高、半衰期长、抗凝作用好、不抑制血小板功能、较少引起血小板降低、出血并发症少等优点。多组随机临床试验表明,低分子肝素无论是静脉注射还是皮下注射的疗效均不低于或优于普通肝素静脉滴注,而且肺栓塞的发生率和血栓复发率较低,死于肺栓塞的人数也较少。

护士长:关于药物预防大家讨论得很好,那还有没有其他的预防措施?

朱护士:术后应保持引流管通畅。人工关节置换术后关节内均放置引流,负压引流积血、积液,如引流不畅易致局部血肿,使周围血管受压,血流缓慢,增加发生血栓的可能。因此,必须保持引流管通畅,并及时更换负压引流。

陈护师:术后应用软枕垫高或抬高床尾的方法抬高患肢,减轻患肢肿胀,促进静脉血液回流。并向患者及家属讲明抬高患肢的目的及意义主要是增加静脉回心血量。随时观察并督促患者家属协助患者做好患肢抬高。一般术后第 3 天开始,可在足踝处垫一块卷起的毛巾或平枕,使下肢抬高且膝伸直舒展,避免屈膝、腘窝血管受压,同时防止屈曲挛缩。其次,术后即给患者使用循序减压弹性袜,改善下肢静脉的回流情况,并且随时检查弹性袜情况及患肢血供情况。

冯护士:鼓励患者早期患肢活动,可做一些主动运动和被动运动。

同学姗姗:老师为什么患者早期患肢运动可以预防下肢静脉血栓形成?

冯护士:无论何种原因,大多数静脉血栓均原发于血流缓慢的部位。静脉血流速度远较动脉血流缓慢,腿部肌肉又存在许多静脉窦,这些静脉内的血液几乎只有依靠肌肉泵作用才能向心回流,仰卧时这种情况更为突出。但在制动或长期卧床条件下,下肢肌肉泵不发挥其作用,下肢静脉处于最大的舒张状态,从而使血流过分缓慢,易于血栓形成。而鼓励患者早期患肢运动,不仅预防了肌萎缩,同时下肢运动可加大下肢肌肉泵血作用,使血液回流加快。

同学姗姗:那老师我想问下主动运动和被动运动包括哪些? 怎么做的?

冯护士：主动运动是手术当天麻醉清醒后即开始肌肉收缩锻炼，包括足踝伸屈锻炼，足踝用力背伸持续 5 秒，放松后跖屈 5 秒，再放松，每小时做 10～30 次；股四头肌舒缩锻炼，患肢伸直，将膝尽量往下压，持续 3～5 秒以后放松，每小时至少 5 次；臀肌收缩锻炼，患肢伸直，收缩臀肌并轻轻抬起臀部，坚持 3～5 秒以后放松，每小时至少重复 5 次。

被动运动是术后 48～72 小时引流管拔除后开始指导患肢被动活动，患肢持续被动运动（CPM）锻炼，每日 2 次，每次 1 小时。伸膝 0°，屈膝从 30°开始，每天增加 5°～10°，一般术后 2 周内屈膝超过 90°。

赵护师：除了鼓励患者早期活动外，恢复期的一些训练也能帮助患者防止血栓形成。例如直腿抬高训练，患者在无痛情况下，平卧，足尖朝上绷紧腿部肌肉，缓慢直腿抬高，保持肢体小于 30°，抬高悬空，持续 10s 左右，然后放下，每组 10 次，每日做 3～4 组。运动强度应从小强度开始，以患者不疼痛、不感疲劳为度。膝关节伸屈功能锻炼，一般在术后第 3 天开始练习。可采取 2 种方法。①让患者平卧，患腿抬高，双手抱住大腿中部，让膝关节凭借重力自然下垂；②让患者坐于床边，自然放松，膝关节靠近床边，小腿凭借重力垂到床下，达到 90°，然后将健肢放于患肢前方，向后压可增加屈膝角度，每日 1～2 次练习。

胡护士：还要注意静脉穿刺避免选择下肢，避免静脉注射有刺激性的药物，避免在同一静脉进行多次穿刺，穿刺部位如出现静脉炎时应立即重新选择新的静脉通道，必要时用静脉留置针，尽量减少扎止血带时间，减少局部和远端血管的损伤。不宜静脉滴注大量高渗葡萄糖，少用造影剂。

护士长：经过大家的积极发言，预防措施说得很全面。那么大家还有没有别的问题？如果没有，我想提个问题，我们平时工作中大家是如何观察和判断静脉血栓发生的？

赵护师：术后及时观察下肢血液回流情况。膝关节置换术后发生 DVT 的高危期是术后 24h。小腿 DVT 的症状和体征不明显，肢体的肿胀程度、肤色、感觉、浅静脉充盈情况可反映下肢静脉回流情况。术后伤口周围轻度肿胀是正常现象，如出现肢体远端向近心端发展的凹陷性水肿并伴有浅静脉充盈、皮肤发绀及潮红等为静脉淤滞所致。另外，术后应认真听取患者主诉，对比观察下肢肤色、温度、肿胀程度和感觉，若发现患肢肿胀，应及时通知医师进行处理。必要时测双下肢同一水平面的周径并记录，同一水平面周径大于 1cm 具有指导意义。最后我们可通过临床表现来判断，一般 DVT 多见于下肢，可分为远端 DVT（腓静脉血栓形成）

和近端 DVT（包括腘静脉、股静脉、股深静脉和髂静脉）。主要症状为患肢肿胀、发硬、疼痛，活动后加重。远端 DVT 发病多隐匿，可无自觉症状，或只有患肢轻度疼痛和沉重感，后逐渐出现膝关节以下肿胀。Neuhof 征或 Homan 征阳性（迫使踝关节背屈时出现小腿肌肉深部疼痛）是其重要体征。急性近端 DVT 可出现体温增高，心率加快，下肢明显肿胀，而且由于静脉压短期内明显升高，可出现皮肤轻度发绀，足背、胫后动脉搏动减弱或消失，或出现静脉性坏疽。血栓延伸至下腔静脉时，双下肢、臀部、下腹和外生殖器均明显水肿。

护士长:我们小赵护士讲得很好。由于时间的关系我们今天只针对这个问题展开讨论，其他问题下次有时间再讨论。现在，我们向患者了解一下我们小王为她做了哪些宣教，效果如何？

护士长:陈阿婆，这几天精神还好啊。

陈阿婆:很好啊，护士长。这几天饭也吃得下了，睡觉也很好。

护士长:那很好，阿婆。这几天都吃了什么？

陈阿婆:我什么都吃，护士长。蔬菜、水果吃得比较多，因为小王跟我说要多吃点这些，防止便秘，还让我要多饮水。还讲要多吃点玉米油、香菇、黑木耳、银耳、紫菜、燕麦、芝麻、山楂、豆类食品等，这些都可以防止血栓形成。

护士长:除了吃的方面教你注意外，有没有教你锻炼呀？

陈阿婆:当然了。拔了管子后，小王就给我做机器了。这叫 CPM 机被动运动，洋文我也懂的。开始时角度只做了 20°～40°，每天 2 小时，每天都加度数。现在我能做到 80°了。

护士长:术后除了做机器外，还做了什么别的锻炼了吗？

陈阿婆:还让我锻炼大腿和小腿，小王护士叫我每天锻炼都不少于200 次，我儿子都监督我的。那个叫什么名的我不大记得了。

阿婆儿子:叫股四头肌静力性收缩和踝关节的主动背伸和跖屈活动。

护士长:哦，儿子记得不错，很清楚。阿婆现在还做吗？

陈阿婆:当然做了，从手术第 1 天开始一直做。我做给你看。

护士长:很好，动作很对。那有没有别的了？

陈阿婆:每天我还把腿伸直抬高，而且要在空中停 10 秒左右，每天我都做 3～5 组，每组 10 次。

阿婆儿子:除了做机器，我们每天也帮我妈腿进行被动的弯曲运动，小王护士跟我们讲每天 2～3 次，每次 10 分钟，低于 CPM 机锻炼的角度，术后第 3 天小王护士来教我们,让她开始坐于床边自然放松,腿凭借重力垂到床下,现在能达到 90°,同时进行前面的锻炼;现在我妈坐在床上,以臀部为定点,患侧足下放置软垫,并以其为动点,自己也能稍微弯屈关节了。

陈阿婆:今天林医师和小王护士还用助步器来帮助我下了床,但他们告诉我这个坏腿不能负重。

护士长:好的,阿婆,小王护士给你说的都记得不错。那你好好休息。

陈阿婆:护士长,谢谢你们。

护士长:关于下肢静脉血栓的相关理论知识和护理,我相信通过讨论,大家基本掌握,别的护理诊断知识大家可先自行讨论,有时间再展开讨论。如大家没什么问题,那今天教学查房结束。

(朱小霞　陈春丽)

主要参考文献

[1]　杨延砚,吴同绚,张巧云,等.个体化术前康复对全膝关节置换术后 6 周功能转归的影响[J].中国康复理论与实践,2016,22(6):701-708.

[2]　王娇,张玉梅.冰敷压迫法对全膝关节置换术后早期康复的影响[J].护士进修杂志, 2014,29(22):2088-2089.

[3]　武亮,李毅,姚建锋.应用等速肌力测试对膝骨性关节炎患者全膝关节置换术后康复的研究[J].陕西医学杂志,2012,41(11):1507-1509.

[4]　谷忠建,孙许宝.改良式护理干预对全膝关节置换术后患肢疼痛改善和功能恢复的影响[J].河北中医,2016,38(9):1400-1402.

[5]　田义华,陈洁,唐永利.全膝关节置换术后患者对多模式镇痛的满意度现状研究[J].中国实用护理杂志,2015,31(28):2123-2127.

第七节　腰椎结核

查房内容:腰椎结核营养不良的护理

查房形式:三级查房

查房地点:骨科关节病区

参加人员:护士长、主管护师小肖、护师小张、责任护士小王、李护士、陈护士、刘护士、进修护士小王、实习护士小周和小陈

护士长：大家上午好，今天我们将针对患有腰椎结核的 1 床患者马某进行床边查房，大家都知道结核病是一种与营养不良有关的传染性疾病，在发展中国家仍存在较为广泛的流行，特别是在经济比较落后、生活贫困的地区。据 2000 年全国结核病流行病学调查显示，我国正处于结核病感染人数多、耐药结核病患者多、结核病死亡人数多、农村结核病患者多及传染性结核病发病人数多的现状，我国 80% 的结核患者在农村，老、少、边、穷地区则更为严重。同样，即使在患病率较低的富裕西方社会，严重的营养不良也与结核病发病密切相关。因此，贫穷导致营养不良和细胞免疫功能低下已成为结核病发病的一个主要原因。在结核病防治的工作中，除了要采用积极的抗结核药杀死病原菌和消灭传染源外，改善全民的营养状况，提高全民的健康水平也是十分重要的，今天我们要来重点探讨一下 1 床患者马老太太的营养问题，首先请管床护士肖红来给大家汇报一下该患者的病史。

主管护师小肖：患者，女性，64 岁，于 2 年前无明显诱因出现了腰部酸痛，劳累后加重，休息后有所好转，当地医院就诊，诊断为"腰椎间盘突出"，给予中药治疗及卧床休息后腰痛好转。1 个月前患者出现大腿前内侧麻木、疼痛，逐渐出现站立时下肢麻痛明显，伴有午后发热，体温为37～38℃，无盗汗，就诊于胸科医院，诊断为"腰椎结核"，给予抗结核治疗，但效果不佳，为行手术治疗遂入我院。病程中患者主诉无胸痛、咯血，无恶心、呕吐，大便正常，无黑粪，小便正常，近期食欲降低明显，体重较 1 个月前减轻了 4kg，消瘦明显，测体重为 40kg，血清蛋白为 32g/L。追问患者既往病史，患者曾于 40 岁前患有肺结核。现经各项检查未发现肺部活动病灶，患者在患病期间心情压抑，出现了悲观和焦虑的情绪，进食比较少。在医师和护士的精心讲解和护理下，并完善术前的各项检查，于 7 月 11 日在全身麻醉下行腰椎后路椎体病灶清除＋内固定术，今天是手术后的第 2 天，复查血清蛋白仅为30g/L，治疗上给予抗感染、营养神经、重组人促红细胞生长激素、肠外营养及抗结核药（链霉素、异烟肼），双下肢感觉运动正常，骶尾部皮肤完整无发红，病情汇报完毕。

护士长：好，我们听完管床护士小肖的病史汇报，对病情基本上有了一定的了解，下面我们来简单地查看一下患者，大家来看老太太头发稀疏，面色苍白，消瘦明显，体重较 1 个月前减轻了 4kg，血清蛋白仅为30g/L，以往有结核病史，针对这样一个患者我们首先想到的是什么样的护理问题？

主管护师小肖:我认为该患者存在营养不良——营养低于机体需要量的这个护理问题。

护士长:请问你为什么提出这样一个护理问题,能说说你的依据吗?

主管护师小肖:因为一般来说,临床上我们评价营养状况常用良好、中等、不良三个等级进行描述,营养状态是依据患者的皮肤、毛发、皮下脂肪、肌肉情况,再结合年龄、身高和体重进行综合判断。最常用的方法是测量一定时期内体重的增减,测量要求是清晨、空腹、排便排尿后,着单衣裤立于体重计中心进行测量,可以用下列公式粗略计算,理想体重(kg)=身高(cm)−105,一般认为体重在理想体重的±10%范围内均为正常,超过理想体重的10%～20%为超重,超过 20%以上为肥胖,低于理想体重的10%～20%的为消瘦,低于 20%以上为明显消瘦,极度消瘦为恶病质。此患者的理想体重应为60kg,而实际仅为40kg,低于正常体重的 20%以上,而患者患病前体重(2 年前)为58kg,说明患者自患病以来,疾病已严重地影响了她的营养状况,因此可以证实患者存在营养不良这个护理问题。

护士长:很好,那么我们不能仅仅从体重来判断患者的营养状况,还是否应该从多方面进行综合判断,哪位护士可以告诉我们呢?

护师小张:我知道的,还可以通过体质指数、皮褶厚度、肌肉厚度测量、血清蛋白的数值变化来进行评价。

护士长:下面请几位护士分别展开讨论张护师所提到的几项评价营养状况的指标,先请张护师来给我们讲解一下吧。

护师小张:我先来讲一下,体质指数英文全称是 body mass index,缩写为 BMI,BMI=体重(kg)/[身高(m)]^2,它是一项营养状态的综合指标。用来衡量结核病患者的营养状况。我国成年人的 BMI 正常值范围为 $18.5\sim24kg/m^2$,$BMI<18.5kg/m^2$ 为消瘦,$BMI>25kg/m^2$ 则为肥胖。据报道,有 51%的结核病患者的 BMI 指标$<16kg/m^2$,这个患者经公式计算 BMI 仅为 $14.6kg/m^2$,低于正常值。

责任护士小王:我讲一下怎样利用皮褶厚度来评价营养状况,其英文全称是 skinfold thickness,临床上以肱三头肌皮褶厚度(triceps skinfold,TSF)来测量最为常用,它可以反映体内的脂肪量,与营养状态关系密切,可作为评估营养状态的参考。其测量方法是患者取立位,两上肢自然下垂,护士站于其后,以拇指和示指在肩峰至尺骨鹰嘴连线中点的上方 2cm 处捏起皮褶,捏起点两边的皮肤须对称,然后用重量压力为 $10g/mm^2$ 的皮褶计测量,于夹住后 3s 内读数,一般取 3 次测量的平均值。正常范围男性青年为(13.1±6.6)mm,女性为(21.5±6.9)mm。结核患者中 TSF 比正常人低,这个患者经 TSF 测量为 11.1mm,低于正常范围,也支持了肖护士提出的营养不良的护理问题。

护士长:对了,还有肌肉厚度,它可以反映骨骼肌量的测量,最常用的是上臂肌围,我想请李护士讲一下测量上臂肌围的方法。

李护士:测量方法为先用卷尺经肩峰与尺骨鹰嘴连线中点,紧贴皮肤绕臂一圈,测得上臂围(upper arm circumference,UAC),同时测量肱三头肌皮褶厚度,然后计算出上臂肌围(upper arm muscle circumference,UAMC),计算公式为:UAMC(mm)= UAC(mm)-3.14×TSF(mm)。正常值范围成年男性为 228～278mm,女性则为 209～255mm。此患者的肌肉厚度测量为 180mm,明显低于正常值。同时支持了肖护士提出的营养不良的护理问题。

护士长:刚才几位护士分别从体质指数、皮褶厚度、肌肉厚度这几项指标来评价该患者的营养状况,测量结果明显低于正常值,从肖护士的病情汇报中,我们还了解到了此患者的血清蛋白值仅为 30g/L。血清蛋白(serum albumin)也可反映结核患者在整个患病过程中营养变化及治疗效果的指标,当血清蛋白指标低于 35g/L 时,提示内脏蛋白耗竭。我想这个指标再次为此患者的营养不良提供了有力证据。因此,肖护士提出的营养不良这个护理问题我是完全同意的,有没有人可以回答这个患者为什么会有营养不良的问题呢?

主管护师小肖:该患者诊断为腰椎结核,且 40 年前曾患有肺结核,体内结核分枝杆菌利用患者机体内蛋白用于其自身代谢,另外菌体物质引起了患者反复发生低热、盗汗、消瘦等消耗性的改变,造成机体分解代谢增加,脂肪储存减少,机体组织丢失。发热时体温每升高 1℃,代谢率会增加 13%,同时发热还可促使电解质从汗液中丢失。该患者一直低热 37～38℃,因此结核患者有较高的分解代谢率,能量消耗比正常人要高。据报道,结核病患者的基础代谢率(BMR)可增加 50%～150%。因此病程越长,其营养状况就越差,蛋白质经过长期反复的丧失,引起了骨骼肌的萎缩和机体负氮平衡。

护师小张:请大家注意了,此患者患有结核病史已多年。且一直进行抗结核治疗。其中有链霉素、利福平等,这些药物最常见的不良反应是胃肠道反应,它可以导致患者的食欲缺乏,致使胃肠功能紊乱,造成能量和蛋白质摄入不足而合成降低,我想这点也应该是引起该患者营养不良的原因吧!

责任护士小王:还有一点比较重要的是,该患者做了腰椎后路椎体病灶清除+内固定手术后,手术的创伤、麻醉,也使患者处于一种高度应激的状态,导致患者全身代谢和神经内分泌增加。糖皮质激素、儿茶酚胺及生长激素可促使胰岛 A 细胞分泌胰升糖素,而胰升糖素具有强烈的促使糖原分解为葡萄糖的作用,以致血糖升高,而保证以葡萄糖为主要能源的组织细胞修复的需要,随后蛋白质和脂肪分解,提供机体源源不断的物质可被利用,机体由于肌清蛋白的消耗。出现了负氮平衡。因此患者手术后会有体重下降的表现,再加之手术中的出血,丧失最明显的就是蛋白质,据统计,每克氮相当于 6.25g 的蛋白质。故每丧失 100ml 的全血相当于 3g 氮或 19g 蛋白质。因此该患者出现了血清蛋白由术前 32g/L 降至术后的 30g/L,致使营养不良的现象加重。

护士长:还有其他人需要再进行补充的吗?

进修护士小复:我认为由于病情反复,时间长,致使患者产生了悲观、恐惧等不乐观的情绪,严重影响了患者的食欲及食物的消化和吸收。这是因为人体的健康与神经、内分泌和免疫系统关系很大,而精神因素与人体的免疫功能关系十分密切。精神受过打击而闷闷不乐的人,其免疫功能下降明显,表现在 T 细胞群的 CD3、CD4 细胞下降,CD4/CD8 的比例下降,尤其以消化系统较为明显,最先表现为食欲有所下降。所以心理因素对营养的吸收也有一定的制约作用,在防病过程中具有良好的精神状态,一方面能有效促进食物的消化和营养素的吸收利用,另一方面又能提高人体的免疫功能,从而达到“真气从之”“病安从来”的理想状态。

护士长:好的,我们已经知道了此患者存在营养不良的问题,如果我们对这类患者不进行干预的话,将会出现什么样的后果呢?

主管护师小肖:营养不良可使活动性结核病进展及恶化,这是因为营养不良患者的细胞免疫功能受到了多方面的损害。它包括了淋巴细胞总数的下降,辅助性 T 细胞与抑制性 T 细胞的比率下降,这些都促进了结核的发生和发展,并同时刺激了传染免疫的减弱或消失。因此,中、重度营养不良患者,较容易并发结核病,即使接种了疫苗,其保护效力仍是比较低的。其次,有效的结核防御系统是单核吞噬细胞和淋巴细胞的共同作用抑制结核分枝杆菌在巨噬细胞内繁殖。而在这个过程中,CD4[+] 辅助性淋巴细胞是结核病的主要防线,其所产生的淋巴因子在结核病中起了主要作用。而 CD8$^+$ 抑制性淋巴细胞通过抑制 CD4$^+$ 的增殖及损害机体反应,延迟了机体对病灶的清除。同时,由于单核巨噬细胞功能障碍,不能有效地杀死结核分枝杆菌。因此,在结核病并发营养不良的患者中,由于其免疫功能的损害致使结核病反复迁延不愈。

护师小张:此类患者在服用抗结核药,如异烟肼、利福平等进行治疗时,肝损害会更加明显。这是因为通过这些药物或其代谢产物的肝细胞毒性会直接造成肝细胞的坏死、脂肪变性或阻断了肝细胞的代谢途径或胆汁排泄的功能,从而间接引起肝细胞的损伤或胆汁排泄障碍,据报道,营养不良患者抗结核药所致肝细胞损害明显升高,特别是低蛋白血症是高蛋白血症的 2.3 倍。

责任护士小王:同时还会导致术后并发症发生机会的增加,大家都知道该患者进行了外科手术,伤口的愈合需要大量的蛋白质,若该患者的营养状况得不到改善,将会造成伤口不愈合、伤口感染、继发肺部感染、呼吸衰竭甚至死亡。

护士长:从小肖、小张、小王 3 位护士的回答中可以说明结核病和营养之间存在着双向的关系,那营养支持对该患者尤为重要,提供人体营养素主要有六大类,有哪位护士知道呢?

实习护士小陈:我来回答,六大类营养素包括糖类、脂肪、蛋白质、矿物质和微量元素、维生素及水。

护士长:回答正确,马老太的营养不良明显存在且原因十分清楚,我们上面也对其危害及评价方法做了很好的讨论,请问孟女士您和马老太住在一起吗?

孟女士:护士长,我们是住在一起的。

护士长:下面我们会通过查房使您知道如何从营养补充角度上,去做好你妈妈的饮食供给。

孟女士:太好了,我一定认真听你们讲的。

护士长:好的,那大家现在开始讲一讲饮食的护理注意事项吧!

主管护师小肖:综上所述,此患者患有结核病史多年再加上手术的创伤,机体所需的热能要比正常人高出 1.5~2 倍。即正常人全日总摄入量为 8368kJ 左右,此患者至少每天摄入量为 3000~16 736kJ,才可满足机体需要,因此该患者需要高热量饮食。日常主食除了米和面食外还可选用红薯、山药、土豆、芋头等富含淀粉的食物,辅以植物油(每日 30~40g),适当加餐巧克力、小糕点等以作为补充食品。中国营养学会根据我国经济现实状况、饮食习惯及膳食与健康调查的资料,提出以下建议:脂肪供能占总热量的 20%～30%,糖类占总能量的 55%～65%,蛋白质占总能量的 10%～14%。因此合理的分配饮食是健康的首要问题。

护师小张:此患者蛋白质每天的摄入量要比正常人高出 2 倍以上,正常人每天蛋白质摄入为 50～60g,此患者至少要达到100～120g,即为高蛋白饮食。

护士长:很好,既然需要高蛋白饮食,那么蛋白质的食物来源有哪几种?

实习护士小周:我知道的,共有 2 种,一种为植物性蛋白质,其中谷类食物中含有 10%左右,蛋白质含量不高,但由于是人们的主食,所以仍然是膳食蛋白质的主要来源。大豆含蛋白质高达36%～40%,氨基酸组成也比较合理,在体内的利用性好,是非常好的蛋白质来源。第二种是动物性蛋白质,动物性食物的蛋白质含量要高于植物性食物,而且动物性蛋白质的利用率也高。绝大多数动物性蛋白质的必需氨基酸的种类齐全,含量和模式与人体蛋白质比较接近,通常将这种蛋白质称为优质蛋白,也称完全蛋白质,故此患者在饮食中应多食瘦肉、鸡、鱼、鸽子等动物性蛋白质。

孟女士:不好意思打扰一下,我想知道常见的饮食中,高蛋白的食物有哪些?

护师小张:常见的有豆类、山货类、动物内脏、肉类、家禽类、水产类、蛋类等。各类食物的蛋白质的含量按每 100g 食物中所含有蛋白质的量来计算,豆类食品如腐竹 100g 含有蛋白质为 50.5g,黄豆含有蛋白质为 36.3g;山货类食物如干蘑菇含有蛋白质为35.6g,冬菇含有蛋白质为 13.9g;动物内脏类如猪肝含有蛋白质为 21.3g,猪血、羊血、牛肝、羊肝、牛蹄筋、猪皮等也含有大量的蛋白质;肉类食品如瘦牛肉含有蛋白质为 20.1g,酱牛肉每 100g 中含有蛋白质 32g,红烧牛肉含有蛋白质为 25 克;家禽类食物如鸡含有蛋白质为 21.5g;水产类食品如青鱼含有蛋白质为 19.5g,带鱼含有蛋白质为 18.1g,黄花鱼含有蛋白质为 17.6g;蛋类食品如鸡蛋含有蛋白质为 14.7g,鸭蛋含有蛋白质为 8.7g。

孟女士:我明白了,我母亲蛋白质的需要,可以根据你讲解的食物进行合理的搭配。

护士长:是的,除了供给能量和蛋白质外,我们还应该给予维生素及无机盐的补充,为什么呢?

主管护师小肖:因为此类结核病患者体内的 B 族维生素和维生素 C 的含量往往比较低,并且排减量和病情的轻重成反比关系。这是因为结核病灶的修复需要大量的维生素 C 的缘故。因此对于此患者应补充 B 族维生素和维生素 C。B 族维生素有调节神经系统的作用,特别是对于胃肠神经,对于糖类代谢也有作用,可以减少糖类中间代谢产物;维生素 C 也有调节神经系统的功能,降低血管的渗透作用。临床证明:维生素 C 对于渗出性结核病具有良好的治疗效用,所以其生理价值比较大。正常人每天需要摄取 B 族维生素平均为 1.8mg,维生素 C 约 75mg。B 族维生素存在于肝、猪瘦肉、蛋黄、牛奶、黄豆、花生、酵母、小麦的胚芽及蔬菜中。维生素 C 存在于各种绿叶蔬菜类及许多水果中。其他如维生素 A 可以增强身体的抵抗力,特别是可以增强黏膜组织的抵抗力。正常人每人每日需要量为 5000U,患结核病的患者每天摄入量不可少于此数,肝、蛋黄、牛乳、干酪、鱼肝油、牛油及蔬菜,均含有丰富的维生素 A,所以应教育结核病患者,以上富含 B 族维生素和富含维生素 C 和维生素 A 的食物必须要多吃。

责任护士小王:像马老太还应补充无机盐,因为马老太刚刚行腰椎后路椎体病灶清除＋内固定术,骨骼的愈合需要无机盐中钙、磷、铁等矿物质的参与,补充这类物质十分重要。这是因为钙能致密血管壁,降低其渗透性,磷对肌肉及神经系统功能有促进的作用,铁是制造血红蛋白的必备原料,各种蔬菜、豆类、五谷类及牛乳中均含有。

护士长:回答得很好,在 1930 年以前肺结核病的治疗,一般以休息、空气、阳光和富含营养的饮食为主要治疗手段,以此提高人体的抵抗力来抵御结核分枝杆菌。所用药物皆是对症治疗,对结核分枝杆菌本身无作用。虽疗效不高,仍有 25% 左右的患者得到治愈。直到 20 世纪 50 年代初,抗结核药相继问世,使得结核病的治疗发生划时代的变化,大多数患者得到了治愈。结核病患者经过有效的抗结核治疗后,首先,由于结核分枝杆菌被杀灭,患者食欲改善,营养素摄入增加,全身中毒症状得到了有效的控制,机体合成代谢大于分解代谢,机体呈现出正氮平衡。其次,随着咳嗽、咳痰及气促等呼吸道症状的改善,机体的消耗同时减少。这些都使结核病患者的营养状况得到了明显好转。在起初治疗结核病患者中,随着痰菌的转阴而营养状况得到明显改善。但对治疗效果较差的患者而言其营养状况改善不大。复治结核病患者则有所不同,虽然,大多数患者通过有效的化学药物治疗其营养状况可以得到不同程度的改善,但复治肺结核其痰菌是否转阴,一定程度上取决于治疗前的血清蛋白。因此,结核的疗效是与患者营养状况改善有着明显的关系。像马老太这类患者除了营养补充外如果有吸烟和饮酒嗜好还应禁烟和禁饮酒,大家知道为什么吗?

陈护士:吸烟会增加对呼吸道和消化道的刺激,饮酒能使血管扩张,加重患者咳嗽、咯血等症状。

护士长:大家知道了患者的饮食补充,我想问一下像马老太这类患者哪些食物不能吃或少吃吗?

进修护士小王:此患者因为服利福平药物,一些食物常会引起食物中毒或食物过敏,比较常见的不宜食用的食物有茄子、某些鱼类及菠菜等。

护士长:好的,大家能否分别向患者及家属解释宣教一下茄子、鱼类、菠菜等食物对此患者为什么不适宜呢?

主管护师小肖:我先来说一下茄子,此结核病患者在进行抗结核病治疗过程中,吃茄子容易造成食物的过敏。随机抽样调查结果发现,吃茄子的一组结核患者全部在 $40\sim60min$ 出现了不同程度的变态反应。如颜面潮红、皮肤瘙痒、烦躁、全身红斑、胸闷等变态反应。可服用抗过敏药物对症治疗,如氯苯那敏、氯雷他定(开瑞坦)等。

陈护士:在口服利福平时,平时应禁忌喝牛奶,因为口服利福平的同时,进食牛奶,1h 后药物吸收比较少。而空腹服用利福平后 1h 中药物浓度就可达到高峰。故服用利福平期间,如果要食用牛奶,必须间隔 2h 左右,为了防止此患者对药物的吸收作用降低,在服用异烟肼时,不宜同食乳糖及含糖的食物,因为乳糖能完全阻碍人体对异烟肼的吸收,使之不能完全发挥药效。

责任护士小王:能引起过敏的鱼类一般为无鳞鱼和不新鲜的海鱼、淡水鱼。无鳞鱼类有金枪鱼、鲐鲅鱼、马条鱼、竹荚鱼、鱿鱼、沙丁鱼等;不新鲜的海鱼如带鱼、黄花鱼等;淡水鱼如鲤鱼等。在患者用异烟肼治疗的过程中,食用这些鱼类易产生过敏症状,轻者头痛、头晕、恶心、皮肤潮红、结膜轻度充血,重者颜面潮红、有灼热感、心悸、脉快、恶心、呕吐、腹痛、腹泻、呼吸困难、血压升高,甚至发生高血压危象和脑出血。国内、外均有引起死亡的报道,原因是异烟肼是一种单胺氧化酶抑制药。上述鱼类组胺含量又很高,因而缺少大量有效的单胺氧化酶将其氧化,造成组胺大量蓄积,引起上述症状。不但在服用异烟肼期间不能吃含组胺高的鱼类,而且停药 2 周后,也要禁食这些鱼类。食用其他鱼类在烹调时加入适量山楂,然后清蒸或红烧,或加一些醋,可降低组胺含量。

　　刘护士:我来说一下菠菜,菠菜富含草酸,据测定,每 100g 菠菜中含有 360mg 草酸。而草酸进入人体后,极易与钙结合而生成不溶性草酸钙,不能被吸收,造成人体内缺钙,从而延缓病体的痊愈。因此,结核患者应少吃或不吃菠菜。若非吃不可的话,可先将菠菜在热水里焯一下,使部分草酸溶于水,然后再捞出食用,这样人体就可减少一些对草酸的摄入量。

　　患者马老太:我一直特别喜欢吃茄子、海鱼、菠菜等,经你们这么一讲,我一定会尽量少吃甚至不吃,即使要吃也要按你们所说的方法让女儿去做。

　　护士长:好的,我们对患者马老太太进行了饮食上宣教,从单纯的营养补充可能达不到患者的需求时,近几年来,在外科领域联合应用重组人生长激素和肠外营养成为研究的热点。但重组人生长激素和营养支持在结核外科的联合应用的报道则比较少见,肖护士在汇报病史中治疗原则提到该患者使用了重组人生长激素和肠外营养支持,我想请问一下生长激素的生理作用?

　　主管护师小肖:生长激素是体内主要的促合成激素,它通过刺激干细胞前体来促进红细胞生成,作为一种有线分裂刺激因子和分化激素起作用,其代谢作用表现为促进葡萄糖氧化,加速脂肪分解及糖异生,促进蛋白质合成,维持机体的瘦组织群,减轻甚至逆转负氮平衡。人类骨髓细胞培养调查显示,注射重组红细胞生长激素仅刺激红细胞生成而不影响白细胞。因此我们遵医嘱于术后 5 日每日使用重组人生长激素 2U 皮下注射。

　　进修护士小王:护士长,这种治疗究竟有没有前瞻性意义?

　　护士长:我查阅了近几年来使用重组人生长激素和营养支持在结核外科的联合应用的报道,其中江涛等所做的探讨很有价值,大家若有兴趣可以去查阅一下,我希望我们在工作之余能够不断总结经验,能写出一些新颖的文章。另外,针对这位患者,医师给予肠外营养支持,请回答什么是肠外营养?

　　主管护师小肖:肠外营养(parenteral nutrition,PN)是指通过静脉途径提供完全和充足的营养素达到维持机体代谢所需的目的。

　　护士长:肠外营养在配方上有哪些?

　　实习护士小陈:有葡萄糖、脂肪、氨基酸、维生素、无机盐和微量元素等。

护士长:很好,我们的同学在实习期间不仅要进行基础操作的锻炼,也不能把课本的知识忘记,从今天的教学查房来看,大家确实做到去查阅书籍并踊跃发言,由于时间有限,今天肠外营养就不展开探讨,现在我将营养治疗重点再强调一下,我们应该注意能量和蛋白质的补充,在能量补充过程中,应注意糖和脂肪的合理配置,因为糖的吸收率为 1.0,脂肪为 0.7,高脂肪低糖营养支持治疗可降低二氧化碳的产生,有助于改善临床症状,以免因为补糖太多而加重肝和肺负担,脂肪乳剂和葡萄糖合用能够提供更多的能量,从而减少蛋白质的分解供能,改善氮平衡情况。在治疗过程中积极补充支链氨基酸及其他必需氨基酸,甚至直接补充人血清蛋白可提高机体蛋白质的水平,减少蛋白质的分解,促进营养恢复,这就是营养治疗的重点,国内有些学者已经开始通过使用增加食欲药物及补充氨基酸、人血白蛋白来对结核患者进行治疗,接下来我们应该密切关注此患者的体重(WT)、三头肌皮褶厚度(TSF)、上臂周径(AC)、血清蛋白(ALB)、外周血淋巴细胞(LY)以及伤口愈合的情况,看一下经过我们的宣教及综合治疗后,营养状况是否可以有明显的改善,尽管结核患者有 88.6% 伴有营养不良,但是希望通过这次查房给患者带来希望,下面是自由讨论的时间,有问题的护士可以提问。

进修护士小王:护士长,通过这次教学查房我对营养不良的知识有了很好的掌握,也给我们提出了一些要求,我相信这次教学查房为我以后的工作提供了很好的帮助,在此表示诚挚的谢意。

患者马老太:护士长,经过你们的讲解,我意识到合理饮食的重要性和必要性,同时让我的心情放松了很多。

护士长:您的心情好了,就可以多吃东西了,身体就会很快康复了,那可不可以复述一下,通过我们的讲解您记住了饮食注意事项吗?

患者马老太:你们讲,要我多吃一些高蛋白的食物,如奶类、蛋类、动物内脏、鱼虾、瘦肉、豆制品等,多吃绿叶蔬菜、水果及杂粮,而茄子、一些鱼类及菠菜在平时尽量不吃,如果我需要服用口服利福平治疗时,那要等到吃完药后 2h 再喝牛奶,差不多是这样吗?

护士长:是的,马老太太,为了增加您的食欲,可以让您女儿孟女士在烹调上面下点功夫,做到品种多样化、色、香、味、形好,不食油炸的食物、海产品、芳香类蔬菜(韭菜、香菜、莴苣等)、甜的碳酸饮料、花生、瓜子等干果类也不宜食用,另外,还应注意充分休息及适当的户外活动,注意环境及饮食用具的卫生,从各个方面做好利于康复的工作,那么您的康复速度就会加快很多。

孟女士:谢谢您的建议,护士长,非常感谢你们的讲解,我会给我妈妈精心制作营养丰富的食物,我相信我妈妈也会很快地康复,你们所做的一切让我们很感动,你们就像是我的亲人,太感谢了!

护士长:孟女士您太客气了,这些都是我们应该做的,您的满意及马老太太的尽快康复是我们大家的心愿,马老太太,现在我将为您的食谱举一个例子,早餐您可以喝 1 杯纯豆奶,蛋糕 2 块,鸡蛋 1 个,午餐可以吃 100g 米饭、炒生菜 500g、冬菇炖鸡汤 1 碗;下午 2 时吃苹果 1 个;晚餐可以吃 100g 米饭、清蒸大鲩鱼半条、炒菜心 100g、枸杞子炖兔肉 100g;晚 8 时可以再喝豆奶 1 杯。

护士长:通过大家的讨论,我们大家互相学到了很多知识,大家知道每年的 3 月 24 日是世界防治结核病日,恰当、充足、良好、全面的营养支持可作为正规抗结核治疗的辅助措施,它是结核病患者最终痊愈、恢复健康的前提保证。古话说得好:"药补不如食补",这一句话充分说出了食物营养对人体需要必要性的真谛。营养状态良好仅是希望获得的一个方面,更重要的是维持细胞、人体器官及人体组织的代谢,使之发挥出正常的功能,参与机体免疫功能、生理功能的调控,加速细胞组织的修复等,促进患者及早康复,我们今天的教学查房到此结束。谢谢!

(陈丽文　汪小冬)

主要参考文献

[1] 鞠盈洁.青少年胸腰椎结核患者的护理[J].中国实用护理杂志,2014,30(27): 27-28.

[2] 黄文辉.病灶清除植骨内固定术治疗腰椎结核的护理效果[J].中华现代护理杂志,2013,19(30):3742-3744.

[3] 李佩明,杜开利,张春强,等.胸腰椎结核术后早期并发症的危险因素分析[J].中国骨与关节损伤杂志,2016,31(7):707-711.

[4] 陈雁华,李娟,陈子贤,等.脊柱结核术后并发症的危险因素分析[J].中华骨科杂志,2016,36(17):1126-1132.

[5] 谭守勇,覃红娟,黎燕琼,等.营养不良是抗结核药物性肝功能损伤的危险因素[J].中国防痨杂志,2014,36(1):64-66.

第八节　慢性骨髓炎

> **查房内容:**慢性骨髓炎患者心理评估及伤口冲洗的护理
> **查房形式:**三级查房
> **查房地点:**骨科示教室,病房
> **参加人员:**护士长、主管护师小王、护师小李、责任护士小张、护士小赵、进修护士小吴及实习同学小于

护士长:大家好! 今天我们将对 1 例慢性化脓性骨髓炎(chronic suppurative osteomyelitis)患者进行护理查房。化脓性骨髓炎是化脓性细菌引起的骨膜、骨质和骨髓的炎症。病原菌主要为金黄色葡萄球菌,其次为乙型链球菌、白色葡萄球菌,偶尔为大肠埃希菌、肺炎球菌、铜绿假单胞菌、流感嗜血杆菌等。如果得不到及时正确的治疗,将严重影响健康和劳动力,甚至危及生命。化脓性骨髓炎按其临床表现,分为急性和慢性骨髓炎两类。急性骨髓炎以骨质吸收、破坏为主。慢性骨髓炎以死骨形成和新生骨形成为主。骨髓炎的感染途径主要有 3 条,分别是血源性、创伤性及蔓延性。

随着交通事业的持续发展,交通事故发生率不断增加,骨折发生率也相应升高,据统计骨折中约有 3.17% 是开放性的,开放性骨折治疗后的严重并发症为骨折部位感染和慢性创伤后骨髓炎。创伤后急性感染可累及创伤处或手术涉及范围,感染一旦发生,治疗困难且可能转变为慢性创伤后骨髓炎,使临床治疗更为复杂。今天我们所查的病例就是 1 例由创伤所致的慢性化脓性骨髓炎,我在 2 天前请大家做了病历及相关资料的查阅,现在我们先请责任护士小张汇报一下病史。

责任护士小张:患者,熊某,男性,32 岁,以"左胫腓骨骨折术后,左下肢肿胀、溃烂 3 年"入院。患者于 3 年前因车祸致左下肢肿痛、畸形、活动障碍。当地医院诊断为左胫腓骨开放性骨折,并行骨折内固定术。术后 22d 出现伤口流脓,在当地医院行抗感染治疗后,炎症消退,但伤口处皮肤仍未愈合。3 个月后伤口处又出现流脓,再次于当地医院进行全身抗感染治疗。3 年期间,反复发作伤口流脓,曾 3 次行病灶清除术,仍未治

愈。现为进一步治疗收入我院。入院时体格检查:左下肢外侧中下段可见 6cm×8cm 的溃烂面,其中心处可见 1cm×2cm 的溃疡口,有白色脓性分泌物溢出。溃疡口周围皮肤由于长期的炎症反应及色素沉着导致瘢痕形成,周围皮肤呈黑紫色。由于反复的炎症刺激导致骨质不规则增厚和硬化,X 线片示左胫腓骨下段骨髓可见骨小梁密度增高。诊断为左胫腓骨下段慢性骨髓炎。入院后完善相关术前检查,排除手术禁忌后,在硬膜外麻醉和蛛网膜下腔麻醉联合麻醉下行左胫腓骨骨折术后骨髓炎内固定取出、伤口冲洗引流术。术后患者安返病房,给予抗感染的同时,伤口持续 0.9% 生理盐水加庆大霉素冲洗,其中每 500ml 生理盐水加入 5 万 U 庆大霉素。术后第 1 天、第 2 天冲洗量约为 5000ml,滴速为 80 滴/分,引流通畅,引流液呈血性。术后第 3 天出现冲洗液滴入不畅,引流管堵塞现象,引流液由皮肤间隙渗出。患者主诉伤口肿胀、疼痛,检查后发现有血凝块堵塞引流管,对引流管冲洗后通畅。现患者术后第 4 天,引流通畅,引流液清亮。

患者自入院后夜间经常出现失眠,白天感到疲劳和虚弱,经常主诉身体疼痛、胸、背或颈部疼痛。在入院后 3 天与患者逐渐熟悉后,询问患者的感觉时,患者述说自己内心常常感到不安,害怕这次手术再不成功,自己的这条腿就没办法治疗。入院后在护理过程中发现患者容易发怒,并且经常对家人发火。手术后十分关注手术的效果,对伤口冲洗及引流过分关注。在术后第 3 天出现冲洗液滴入不畅的情况时,表现得非常焦急,对医务人员的解释没有耐心。

护士长:好的,听了小张的病史汇报,大家还有想了解的吗?

全体护士:没有。

护士长:那好,接下来小张你给大家说说目前患者存在的主要护理问题是什么?

责任护士小张:我认为患者目前存在的主要护理问题是焦虑。

护士长:好的,从病史中我们已经了解到患者的心理状况。那你能分析一下提出护理问题焦虑的依据是什么?

责任护士小张:从生理方面来看,患者主要表现为失眠、疲劳和虚弱。并且有时可有心率加快、血压增高、呼吸加快的表现。经常主诉身体疼痛,如胸、背或颈部疼痛。从患者的情绪状态来看,心里紧张,感觉对手术成功没有把握,害怕手术不成功,非常担心预后。患者个体表现出对医务人员的解释没有耐心,易发怒,经常对家人发火,责备肇事人。从患者认知方面来看,患者总是心事重重,怀念过去没有受伤前的生活状况,不敢想象今后的生活。

　　护士长:嗯,是的。小张分析得很好。将患者表现出焦虑的三个方面症状:生理的、情绪的及认知的,总结得很好。那你对患者的焦虑有没有进行心理学方面的测试?

　　责任护士小张:有,由于患者焦虑的症状表现得比较明显,我使用焦虑自评量表作为调查问卷,在患者入院后进行测试,在开始测评前我将总的评分方法和要求向患者交代清楚,并向患者强调了保密原则。调查问卷由患者本人自己填写,以近 1 周以来的情况根据感受程度填写,测评时间控制在 10min。所测得的结果原始分为 40 分,标准分 50 分。表明患者焦虑的程度较重。

　　进修护士小吴:护士长,我想了解一下什么是焦虑自评量表? 这个量表适用于哪些人群? 我觉得我们医院对于住院患者存在的心理问题比较难以判断,大部分是通过患者平时情绪的表现来进行评估。所以在提有关心理方面的护理问题时总是把握的不太准。

　　护士长:焦虑自评量表(self-rating anxiety scale, SAS)是 W. K. Zung 于 1971 年编制的,是一种分析患者主观症状的临床工具,用于评出有焦虑症状的个体的主观感受,作为衡量焦虑状态的轻重程度及其在治疗中的变化依据。而焦虑是常见的一种情绪障碍。SAS 测量的是最近 1 周内的症状水平,评分不受年龄、性别、经济状况等因素的影响。如果患者的文化程度太低不能理解或看不懂 SAS 的问题内容,可由我们护士念给他听,逐条念,让患者独立地做出评定。一次评定,一般可在 10min 内填完。SAS 适用于具有焦虑症状的成年人。

　　进修护士小吴:噢,我想再深入了解一下焦虑自评量表所测的 20 项主要表现为哪些焦虑的症状水平,以及如何衡量焦虑状态的轻重程度呢?

　　护士长:焦虑自评量表 20 个项目所表现的症状如下:①焦虑;②害怕;③惊恐;④发疯感;⑤不幸预感;⑥手足颤抖;⑦躯体疼痛;⑧乏力;⑨静坐不能;⑩心悸;⑪头晕;⑫晕厥感;⑬呼吸困难;⑭手足刺痛;⑮胃痛,消化不良;⑯尿意频数;⑰多汗;⑱面部潮红;⑲睡眠障碍;⑳噩梦。焦虑自评量表采用 4 级评分,主要评定项目所定义的症状出现的频度,其标准“1”为没有或很少时间;“2”为小部分时间;“3”为相当多的时间;“4”为绝大部分或全部时间(其中“1、2、3、4”均指计分分数)。SAS 的主要统计指标为总分。在由自评者评定结束后,将 20 个项目的各个得分相加即得原始分,再乘以 1.25 以后取得整数部分,就得到标准分。也可以查"粗分标准分换算表"做相同的转换。标准分越高,表明焦虑的症状越严重。

进修护士小吴:谢谢护士长,这么详细地讲解了焦虑自评量表的应用方法,我回去后会建议我们护士长使用焦虑自评量表对患者进行焦虑症状的评估。这样可以让护士们觉得在下焦虑这一护理问题诊断时不感到困难。

护士长:我一会儿给你一份焦虑自评量表的调查问卷以及使用的注意事项及使用说明(表 1)。你也可以学习一下护理心理学相关的专业知识,这样能更好地应用心理测试量表来分析患者存在的心理问题。比如我们针对这位患者主要存在的心理问题是焦虑,我们采用的是焦虑自评量表。但对于其他的有关心理问题,如情感障碍(抑郁症)、强迫观念、行为紊乱、人格异常、类偏执狂症等精神健康异常方面的护理诊断,我们还可以采用症状自评量表对其进行测试。下面由我们的主管护师小王来给大家讲讲什么是症状自评量表及临床上如何应用。

表 1　焦虑自评量表(SAS)

填表注意事项:下面有 20 项(括号中为症状名称),请仔细阅读每一项,把意思弄明白,每一项文字后有四级评分,表示:没有或偶尔,有时,经常,总是如此。然后根据您最近一星期的实际情况,在分数栏 1~4 分适当的分数下画"√"。

1. 我觉得比平时容易紧张和着急	1	2	3	4
2. 我无缘无故地感到害怕	1	2	3	4
3. 我容易心里烦乱或觉得惊恐	1	2	3	4
4. 我觉得我可能将要发疯	1	2	3	4
5. 我觉得一切都很好,也不会发生什么不幸	4	3	2	1
6. 我手足发抖打颤	1	2	3	4
7. 我因为头痛、颈痛和背痛而苦恼	1	2	3	4
8. 我感觉容易衰弱和疲乏	1	2	3	4
9. 我觉得心平气和,并且容易安静坐着	4	3	2	1
10. 我觉得心搏快	1	2	3	4
11. 我因为一阵阵头晕而苦恼	1	2	3	4
12. 我有晕倒发作,或觉得要晕倒似的	1	2	3	4
13. 我呼气吸气都感到很容易	4	3	2	1

14. 我手足麻木和刺痛	1	2	3	4
15. 我因胃痛和消化不良而苦恼	1	2	3	4
16. 我常常要小便	1	2	3	4
17. 我的手常常是干燥温暖的	4	3	2	1
18. 我脸红发热	1	2	3	4
19. 我容易入睡并且一夜睡得很好	4	3	2	1
20. 我做噩梦	1	2	3	4

焦虑自评量表(SAS)说明

1. 注意事项

(1)评定的时间范围,应强调的是"现在或过去 1 周"。

(2)在评定结束时,工作人员应仔细检查一下自评结果,应提醒自评者不要漏评任一个项目,也不要在相同一个项目里打两个勾(即不要重复评定)。

(3)SAS 应在开始治疗前由自评者评定 1 次,然后至少应在治疗后(或研究结束时)再让他自评 1 次,以便根据 SAS 总分变化来分析自评者症状的变化情况。如在治疗期间或研究期间评定,其间隔可由研究者自行安排。

2. 结果分析:SAS 的主要统讲指标为总分。由自评者评定结束后,将 20 个项目的得分相加,即得粗分,经过下式换算,$Y = \text{int}(1.25 * 粗分)$,即用粗分乘以 1.25 以后取整数部分,就得到标准分(Y);或者可以查表做相同的转换。必须着重指出,在 SAS 的 20 个项目中,第 5,9,13,17,19 项各项目的计分,必须反向计算

主管护师小王:症状自评量表(self-reporting inventory),又称 90 项症状清单(symptom checklist 90,SCL-90),有时也叫作 Hopkin,症状清单(HSCL)。该量表是由 Derogatis 编制于 1973 年,是一个包含 90 个项目的自评症状量表,最初是被设计用来在第二次世界大战中筛选新兵。1984 年上海精神卫生中心王征宇将其编译引入我国,引入最初也主要应用于精神症状的研究,但由于我国还没有本国学者编制并标准化了的适合于心理健康的量表,而 SCL-90 量表又具有灵敏、简便等特点,因此部分学者转而开始将 SCL-90 量表尝试应用于正常人群,并逐步推广,所使用对象的范围也越来越广,目前已成为国内心理健康研究领域应用最多的一种自评量表。

本测验的目的是从感觉、情感、思维、意识、行为直到生活习惯、人际关系、饮食睡眠等多种角度,评定一个人是否有某种心理症状及其严重程度如何。它对有心理症状(即有可能处于心理障碍或心理障碍边缘)的人

有良好的区分能力。适用于测查某人群中哪些人可能有心理障碍、某人可能有何种心理障碍及其严重程度如何。本测验共 90 个自我评定项目。测验的九个因子分别为：躯体化、强迫症状、人际关系敏感、抑郁、焦虑、敌对、恐怖、偏执及精神病性。我们通过此测验，可判断患者存在的某些心理问题。

进修护士小吴：谢谢，我现在觉得一定要好好学习有关心理学方面的知识，这样能更好地了解到患者的心理状态，才能提出针对性的护理对策。

护士长：接下来我们来讨论一下患者熊某为什么会出现这些心理反应呢？

责任护士小张：由于患者受伤的原因是交通事故，而事故肇事方逃逸，造成没有人承担责任的情况。熊某的治疗费用都是由他自己支付，反复治疗所花费的高额医疗费用给患者及家庭造成很大的经济困难。而他的妻子又不能在熊某的身边照顾，不得不上班支持家庭的经济。照顾患者的重担则由患者的母亲承担，看到母亲日夜照顾而体力不支的情况，这些都让患者感到很大的精神压力。

主管护师小王：还有疾病本身所引起的躯体不适也给患者造成负性情绪。由于慢性骨髓炎疾病的本身治疗难度大、伤口反复流脓、迁延不愈引起肢体功能障碍；长期慢性毒素侵袭全身消耗机体能量，引起全身疲乏无力、营养不良、局部伤口疼痛等症状；并且患者经过多次反复手术，每一次手术都是应激源。这种应激源刺激机体，体内儿茶酚胺分泌增加，从而导致内源性抑郁和焦虑。结合小张护士所说，这两种因素共同引起了患者的精神心理障碍，使得患者的社会功能受到明显影响。

责任护士小张：在临床护理过程中我观察到慢性骨髓炎患者对躯体方面微小的变化颇为敏感，易激动，人际关系紧张。熊某常常感到他成为家庭及他人的负担，表现出抑郁自责、自卑、退缩。而长期的治疗又使他逐渐习惯"患者"这个角色，表现为放弃责任和义务，心安理得地接受照顾和安慰等，这种依赖性会成为患者康复的巨大心理障碍。

护士长：很好，通过我们对熊某的心理分析，我们来讨论一下可以采取哪些护理对策来对其进行积极有效的心理护理。

责任护士小张：首先，做好入院护理工作。热情接待患者入院，尽可能了解患者的一般情况，针对患者的性格特点采取相应的交流方式，与患者加强沟通，了解患者的爱好、生活习惯。在患者面前举止端庄，态度和蔼,要多关心、体贴、鼓励患者,要让患者充分认识到慢性病的特点,消除其求愈心切而给患者带来的焦虑心理,通过语言技巧及实际行动获得患者的信任,了解患者的家庭成员情况,鼓励家属及朋友多与患者沟通交流,消除患者焦虑不安情绪,帮助患者共同渡过难关。

护师小李:由于患者担心伤口长期不愈,病情继续发展,产生绝望心理。要向患者讲解慢性骨髓炎的发病原因和此病国内、外及我院现在的治疗进展情况,就患者最担心的问题进行重点讲解和护理指导,并列举一些成功的病例,激励患者增强战胜疾病的信心。

主管护师小王:我们还可以通过良好的护患沟通,增强患者的安全感。向患者及家属介绍手术医师和手术方案,说明手术方案是专家经过反复研究确定的最佳治疗方案。并请麻醉师和手术室的护士和患者见面,简单介绍手术室的情况,消除患者的陌生和恐惧感,同时请手术成功的患者现身说法,以增强患者的安全感,消除不良心理。

护士小赵:由于疾病的原因导致患者生活自理能力下降,患者感觉自己无用,怕别人嫌弃,产生自卑心理,再加上多次住院,花费较高,担心无能力承担,会给家庭带来过重的经济负担,常忧心忡忡,茶饭不思,导致体质更弱,使疾病形成恶性循环。此时,我们应该多和患者交谈,亲切安慰患者,每天宣教一些与疾病有关的健康知识,让患者有新鲜感和兴趣,邀请老病友相互交流介绍经验,可适当介绍一些治疗慢性骨髓炎的新技术、新方法,让患者对康复抱有希望,同时鼓励患者应用积极的态度对待疾病,才能早日治好疾病,重返工作岗位,创造经济效益。

责任护士小张:手术后,向患者及其家属说明维持伤口冲洗和引流通畅的重要性。负压引流术后行大量抗生素液持续冲洗,是尽快控制炎症、防止死骨形成的重要措施之一,以便消除患者的恐惧、紧张情绪和顾虑,使患者在最佳心理状态下接受手术,配合治疗。

实习同学小于:老师,我听了病史汇报里说患者失眠。是不是我们还要注意保持环境安静、清洁、温湿度适宜,为患者创造一个良好的休养条件,以保证良好睡眠。如果在患者仍然失眠的情况下,是不是可以给予一些适当的安定、镇静药呢?

护士长:小于你说得很好,保证患者足够的睡眠也可缓解患者的焦虑情绪。我们今天讨论了这例慢性骨髓炎患者的心理状况及对其现状大家都提出了相应的对策。那么我们现在到患者的床边去看看,目前患者有何心理反应,以及其焦虑的状况有没有得到缓解。小张也可以在查房后再次对患者的焦虑症状进行一次调查,评价一下患者目前焦虑程度有没有减轻。我们到床边也可讨论一下有关疾病的相关知识,使患者能更好地了解目前的治疗及护理。

(查房地点:由示教室转至病房)

护士长:熊某,您好!今天我们要在你的床旁进行一次护理查房。主要是针对您目前的病情、治疗、护理进行查房。我们查房的目的首先是检查一下您的责任护士小张对您病情的了解是否全面,是否准确发现您存在的问题及需要我们为您解决的问题,小张的措施是否及时有效。看看目前您现在还存在哪些问题需要我们的帮助。其次通过查房,也可以帮助您进一步了解与自己疾病相关的知识,了解在后续治疗过程中的注意事项。最后,希望您对我们的护理工作提出宝贵意见。

熊某:好的。护士长你有什么问题就问我,我都会积极配合你们的。

护士长:谢谢您!我想先了解一下您现在晚上睡觉还好吗?1天睡几个小时呢?

熊某:这两天我晚上睡得还挺好,可以连续睡5~6小时,一般晚上睡眠时间有7~8小时,白天中午还可以睡1~2小时。比我手术前和手术那一天要好多了。手术前由于我担心手术能否成功,整晚都在想这个事,所以就失眠。手术后我又怕伤口引流管堵住怎么办,冲洗液滴空了没及时换就糟糕了。护士长是你带领的这些优秀的护士解除了我的顾虑。我的责任护士小张从我一进医院就给我热情地介绍环境、医师、护士。因为我是外地来的,她又热心地告诉我你们医院为患者准备的东西,我需要买的东西,就连到最近的超市买可以便宜一些都帮我想到了,让我感觉像到了家一样。上晚夜班的护士经常巡视病房,看到我睡不着,就请值班医师给我开地西泮(安定)片,让我能睡得好一些。手术后她们半个多小时就来病房看看我的管子通不通,冲洗液都是及时主动的帮我换的。她们说:"你放心好了,我们会经常到你病房里来的,你安心地睡觉吧,手术后需要多休息"。这些都让我感到心里暖暖的。

护士长:这些都是我们应该做的。今天,看你气色很好噢。

熊某:嗯,是的。今天我冲洗出来的伤口引流液都是清亮的,没有看到脓液。医师说我的白细胞计数也在往下降,睡觉也好,所以心情好得多了。今天我的食欲也好一些,还挺想吃东西的,小张护士说我得的慢性骨髓炎这个病,更要注意加强营养,才能增强机体的抵抗力,这样我才能更好地和炎症作斗争。

护士长：好,看到你现在这个样子,我们大家都很高兴。

实习同学小于：老师,我实习 1 个月来是第 1 次看到骨髓炎患者,我想问一下为什么诊断我们这位患者为慢性骨髓炎?急性和慢性骨髓炎是不是像我们区分新鲜骨折和陈旧性骨折那样以时间划分的呢?

主管护师小王：这个问题我来说说。慢性骨髓炎患者都有反复发作的病史。病变不活动阶段无明显症状。骨失去原有形态,而且我们这位患者出现肢体增粗或变形,皮肤色泽暗,有多处瘢痕,皮肤上有经久不愈的窦道,瘘口有瘢痕肉芽组织和脓性渗出,都是慢性骨髓炎的典型体征。急性和慢性骨髓炎不能机械地按时间划分。从急性骨髓炎到慢性骨髓炎,是一个逐渐发展变化的过程。若在急性期未能得到及时适当的治疗,形成死骨,虽脓液穿破皮肤后得以引流,急性炎症逐渐消退,但因死骨未能排出,其周围骨质增生,成为无效腔。有时大片死骨不易被吸收,骨膜下新骨不断形成,可将大片死骨包裹起来,形成死骨外包壳,包壳常被脓液侵蚀,形成瘘孔,经常有脓性分泌物自瘘管流出。病灶死腔内含炎性肉芽组织和脓液。无效腔、死骨及附近瘢痕组织等病灶内,由于缺乏血液供应,身体抗菌能力和药力难于到达,常有细菌残留。窦道常常时而愈合,时而发作,因脓液得不到引流,死骨存在,或因患者抵抗力降低时,即可出现急性炎症症状。待脓液重新穿破流出,炎症逐渐消退,伤口可暂时愈合。如此,反复发作,称为慢性骨髓炎,骨质常增生硬化,周围软组织致密有瘢痕增生,皮肤不健康,常有色素沉着。

实习同学小于：那引起我们这位患者发生慢性骨髓炎的原因是什么?

主管护师小王：我们这位患者当时属于一个开放性骨折。细菌从伤口侵入骨组织,开放性骨折术后感染是引起创伤性骨髓炎最常见的原因。其次还有骨折切开复位或手术后出现的感染也可引起创伤性骨髓炎。

护士小赵：我有一个问题,就是目前抗生素的种类很多,药效也很明显,为什么就不能有效地控制骨髓炎呢?

护士长：骨髓炎难治的主要原因有以下几点:第一,目前各种耐药菌种明显增多。尤其是大医院,应用各种高档抗生素,引起的耐药菌种正在增加,例如耐甲氧西林金黄色葡萄球菌(MRSA)、铜绿假单胞菌、大肠埃希菌等都会成为耐药菌种。第二,合并免疫功能障碍的患者正逐渐增多,这种患者病变不典型,发病不典型,对各种治疗常常产生对抗。第三,多发性病灶的患者多。因脓毒败血症引起多发性血源性骨髓炎,因复合外伤引起多部位的骨髓炎及骨不愈合的患者正逐渐增多。第四，我国高龄发病患者多。我国已进入高龄化社会，因此高龄化脓性骨关节感染的疾病患者逐渐增多。高龄患者的各种关节置换手术，高龄患者的心、肺手术，各种癌的手术都会引起骨与关节化脓感染。第五，合并基础疾病的患者多。例如糖尿病引起的骨髓炎、足趾坏死、肾炎、肾功能障碍，因肾透析引起骨髓炎的患者也不断增多，类风湿、高血压、免疫病、癌等合并骨髓炎的病例也正在增多。

护士长：根据患者目前的治疗方案，熊某目前存在的最主要护理问题是什么？

责任护士小张：我认为目前熊某存在的最主要护理问题为有伤口冲洗失效的可能。

护士长：你能给大家说说导致伤口冲洗失效的主要原因是什么吗？

责任护士小张：之所以会出现伤口冲洗失效的可能，是由于慢性化脓性骨髓炎患者其皮肤瘢痕面积小，但窦道很深。大家看到我们这位患者放置的引流管，管道比较细，一旦有游离的组织和骨碎屑及血块，就很容易堵塞冲洗口，造成引流不畅。同时，管道的受压、扭曲，也会造成引流不畅，导致冲洗失效。

实习同学小于：老师，我该如何进行护理观察才能早期发现冲洗失效呢？

责任护士小张：首先，在进行伤口冲洗时一定要注意记录出入量，即冲入的液体量及引流出的引流液量。一旦出现出入量差额太大、伤口周围敷料有大量渗液时，往往提示有管道堵塞。其次，要注意患者伤口局部情况，如果出现局部组织水肿、患肢肿胀、疼痛感也应及时检查引流管是否通畅。

护士长：我们现在讨论一下，在护理过程中，我们可以采取哪些措施保证伤口冲洗有效呢？

主管护师小王：我认为在进行伤口持续冲洗的过程中，冲洗的速度非常重要。间断放大速度，可冲散聚集的脓性组织及大分子聚合物，以利排出，防止堵管。如冲洗速度过慢，容易造成堵管。根据出凝血时间 5s 计算，经临床试验每秒有 1～2 滴药液通过则不会造成管道堵塞。因此，60～80 滴/分的速度冲洗较为合理。同时每隔 2～3 小时加快滴速 1 次，使其呈水流状速度 3～5 分钟，避免血块堵塞。

责任护士小张：定时挤压伤口引流管。特别是术后 1～2 天，应经常挤压引流管,避免引流不畅引起血块堵塞。

护师小李:在冲洗过程中我们必须注意保持有效的引流位置,随时检查引流管有无扭曲、受压,保证引流管在位、通畅。妥善固定冲洗引流装置,防止松动和脱出,保持伤口部位的冲洗管位置在引流管之上,以利引流。滴入管应高出床面 60~70cm,引流瓶应低于患肢 50cm 防止引流液逆流。

护士长:嗯,很好。大家所说的这几点,正是我们保证伤口冲洗及引流有效的主要护理措施。对于骨髓炎的治疗,需要长期大量的进行伤口冲洗治疗。当大量的液体进入,会使局部渗透压降低,其中以水的吸收比例较大,易出现低钠血症。同时大量快速的药液进入、排出,使体温由于物理降温作用而降低。因此,滴速的掌握很重要。

实习同学小于:护士长,低钠血症是怎么出现的呢?

主管护师小王:像这种稀释性低钠血症是术中、术后易发生的一种吸收性并发症。主要是由于冲洗液在短时间内通过切断或开放的静脉被大量吸收入血,导致血容量、电解质及血浆渗透压等内环境的紊乱。表现为恶心、呕吐、腹胀、高血压等,严重者甚至发生呼吸困难、发绀、视觉丧失及昏迷。因此,在冲洗引流过程中应避免因引流不畅而局部压力增高,导致增加冲洗液的吸收。

护士小赵:那一旦发现冲洗失效,我们该如何处理呢?

责任护士小张:出现冲洗失效,首先应检查是否存在血凝块堵塞、管道受压、扭曲,并调整引流管位置,加大负压吸引或加压冲洗,以吸出管道内的堵塞物,保证引流通畅。加大负压吸引时,必须多观察引流液的性质,且时间不宜太长,否则容易造成伤口内出血现象,引流液为血性。因此,在处理完堵管现象后,应调整滴速,并密切观察引流液,以免再堵管的发生。

实习同学小于:如果患者出现冲洗失效,又没有得到及时的处理会导致什么样的后果呢?

主管护师小王:一旦冲洗失效得不到及时有效的处理,冲洗区域由于冲洗液无法及时引流而聚集在伤口周围,导致局部组织水肿,会降低组织抵抗及再生能力。伤口处的脓性分泌物、术后淤血无法及时排出,会成为细菌良好的培养基,导致术后感染无法消退,一旦出现感染加重及扩散,伤口久治不愈,则应及时行截肢术,以免感染扩散,细菌入血导致全身性感染的出现。

护士长:我们大家都了解到有效的冲洗对于患者的康复起着至关重要的作用。

实习同学小于:从病史汇报中小张老师讲到目前患者采用 1 万 U/100ml 的庆大霉素作为冲洗液,我想问问对于骨髓炎患者为何选择庆大霉素作为冲洗液呢? 还有别的冲洗溶液吗?

责任护士小张:临床针对骨髓炎的治疗,一般是根据药敏结果选择合理抗生素冲洗液。常用 0.25%氯霉素溶液、0.1%林可霉素溶液和 1 万 U/100ml 庆大霉素。以上溶液均可以用生理盐水稀释后滴入。现在临床上常选用 1 万 U/100ml 庆大霉素溶液,因为其对革兰阴性菌及骨髓炎常见致病菌敏感,而且体外抗菌能力强。而 0.25%氯霉素溶液容易造成再生障碍性贫血,0.1%林可霉素溶液容易耐药,体外抗菌能力差,故临床现在不选用这两种药。

实习同学小于:为什么氯霉素溶液容易造成再生障碍性贫血?

护士长:在药物中,氯霉素是引起再生障碍性贫血的最常见的药物。一般分为两种,即可逆性红细胞系增生抑制和不可逆性过敏性再生障碍性贫血。可逆者是由于氯霉素的毒性所致,与剂量有关。如果使用氯霉素超过一定剂量后,就会发病。因氯霉素结构中的硝基苯根能抑制血细胞线粒体蛋白质的合成,导致线粒体的损害。

由于个体差异,目前尚没有绝对安全的剂量,一般由医师掌握。停药后,病情可以逐渐恢复。不可逆者是由于机体对氯霉素敏感或对其解毒能力有缺陷所致,与剂量无关,而与个体遗传基因异常有关。由于这种人的基因在氯霉素作用下可发生改变,造成骨髓多能造血干细胞不可逆和持久的改变,使其不能分化,结果骨髓三系造血细胞(红细胞系、粒细胞、巨核细胞)减少,这种病情往往严重。

熊某:护士长,我这伤口冲洗要多长时间呢?

责任护士小张:一般冲洗 2～3 周,患者体温可恢复正常,切口局部恢复正常,引流液变得清亮,此时夹闭滴入管观察 1～2d,若无异常反应,可拔出滴入管。继续引流 3～4d 或以后拔出引流管。拔管指征:①引流液清亮,培养无细菌生长;②伤口局部正常,伤口内无渗出,肢体肿胀消退;③体温正常。符合上述指征可根据患者全身情况予以拔管。一般 2 周内可拔除滴液管及引流管,改用凡士林纱布引流。

护士长:熊某,目前医疗方面对于治疗慢性骨髓炎的方法已经进步了许多,治疗的周期在一步步缩短,你一定要有战胜疾病的信念,积极地调整自己心态和情绪,以乐观的心态面对生活,这样可以提高你自身的免疫力。平时多做些自己力所能及的事情,配合我们的治疗和护理,相信你一定会慢慢康复。

熊某:谢谢你们,你们的讨论让我对自己的疾病有了更深的了解,同时还知道了自己在治疗过程中还需要注意哪些事情。经过医师的治疗和你们的精心护理我的腿比之前感觉好,相信很快就可以康复出院。

护士长:好,我们大家到示教室进行查房的小结。熊某,你好好休息吧。

(查房地点:由病房转至示教室)

护士长:今天我们的查房主要是围绕患者存在的心理问题,通过大家积极地讨论提出了具有针对性护理对策。责任护士小张的护理措施也很有效,目前患者情绪稳定,但是由于慢性骨髓炎的反复发作性及难治性,仍会使患者存在心理问题,所以我们一定要增强患者战胜疾病的信念,教会患者调整心态和情绪的一些方法,还可以和家属沟通,由家属多给予患者心理上的支持。最后,通过大家的共同努力,让患者能以乐观的心态去面对生活。好,今天的查房就到此结束,谢谢大家!

(陈建芳)

主要参考文献

[1]　李利,周艳妮,杨林,等.25 例外固定架骨搬运术治疗慢性骨髓炎患者的护理[J].护理学报,2014,21(14):49-51.

[2]　杨东兴,于志军,王振旺,等.清创单管灌洗引流在慢性骨髓炎治疗中的应用[J].实用手外科杂志,2016,30(1):68-70.

[3]　王陶,李宗原,王军,等.负压封闭引流治疗慢性骨髓炎的临床应用[J].四川医学,2015,36(4):495-498.

[4]　程杏云,张瑞,朱金水.慢性骨髓炎患者焦虑抑郁的心理分析及其健康教育干预[J].中国继续医学教育,2016,8(10):199-201.

[5]　吕秀梅,王洁,贺小冬,等.慢性骨髓炎组织瓣填塞术后冲洗方法的探讨及护理[J].中华损伤与修复杂志,2015,10(1):75-76.

第九节　骨　肿　瘤

查房内容: 骨肿瘤行 DSA 骨盆软骨肉瘤髂动脉栓塞＋灌注化疗术
　　　　护理

查房形式: 三级查房

查房地点: 骨科关节病区

参加人员: 护士长、护师小陈、护师小杨、责任护士小顾、护士小丁、护
　　　　士小赵、护士小高、护士小王、护士小吴、实习生小李、实习
　　　　生兰兰

护士长: 各位护士、同学上午好！今天我们要进行教学查房的患者是
3 床宋某,诊断为①骨盆软骨肉瘤术后复发;②多发性软骨瘤病。

软骨肉瘤(chondrosarcoma)是指来源于软骨细胞或间叶组织的原发
性恶性肿瘤。在中国和日本分别占原发恶性肿瘤的14.2％和 14.7％,而
在美国则占 25.8％,是继骨髓瘤和骨肉瘤之后的第 3 种最常见的骨原发
恶性病变。软骨肉瘤可分为原发性和继发性两大类。原发性软骨肉瘤常
发生于正常骨,从一开始,肿瘤就具有肉瘤特性;而继发性的是从原有的
良性软骨瘤衍变而来的,如衍生于内生软骨瘤、外生骨疣等。由于软骨肉
瘤对放疗和化疗效果很差,只有短期姑息效果,所以外科治疗成为最主要
的手段。小宋这已是第四次住院,他就是属于继发性的软骨肉瘤,是由多
发性软骨瘤衍变而来的。

小宋,今天在床边进行一个教学查房,和你来一起学习一下关于你疾
病方面一些相关知识。小宋,要耽误你休息时间了。

宋某: 没关系的,护士长。太谢谢你了,这么关心我,还专门为我的病
进行一个教学查房。

护士长: 这都是我们应该做的。下面先由我们的责任护士小顾来汇
报一下病史。

责任护士小顾: 患者宋某,男,31 岁,2006 年 7 月前无明显诱因发现
右下腹部质硬肿块,当时约鸡蛋大小,无疼痛,质地较硬,当时未予重视,
未行特殊处理;之后肿块进行性增大,逐渐出现大小便困难,于 2007 年 3
月来我院就诊,CT、MRI 检查提示"骨盆占位",4 月在我院行骨盆肿瘤切
除术,肿瘤完整切除,术后患者情况良好。9 月出现会阴部、右下肢疼痛、

无力,伴便秘、尿细、小便失禁等症状,CT 提示骨盆软骨肉瘤复发,行腰后路椎管减压探查病灶清除术,2008 年 1 月再次出现右髋、腰骶及下肢疼痛,近 2 周加重,复查 CT 提示骨盆软骨肉瘤术后复发,予以手术切除。近 1 个月,患者发现右上腹肿块,进食后呕吐,CT 提示右侧中下腹部巨大囊实性肿块,伴右侧腰椎附件、髂骨及骶骨破坏。现为进一步手术治疗于 2008 年 11 月 11 日入院。入院诊断①骨盆软骨肉瘤术后复发;②多发性软骨瘤病。患者自发病以来食欲差,便秘,小便困难,尿流变细。自述青霉素过敏。入院后术前各项常规检查已完善,预约于今日下午在局部麻醉下行 DSA 骨盆软骨肉瘤髂动脉栓塞＋灌注化疗术。已定于明日在全身麻醉下行盆腔肿瘤切除术,今天已改流质饮食。我认为目前患者的护理问题是对行 DSA 骨盆软骨肉瘤髂动脉栓塞＋灌注化疗术相关知识的缺乏,与患者从未做过此类检查和手术有关。病史汇报完毕。

护士长:通过小顾的汇报,我们知道该患者今日下午要在局部麻醉下行 DSA 骨盆软骨肉瘤髂动脉栓塞＋灌注化疗术。并且从未做过此类检查和手术,我们就利用今天的床边查房来对小宋进行宣教指导,使其更好地了解与配合。那谁来解释一下什么是 DSA? 小丁来回答。

护士小丁:DSA 是 digital subtraction angiography 的英文缩写,中文的意思是数字减影血管造影,它是一种专门显示血管的技术,由两个部分组成:一为数字化,指计算机相关的处理,二为减影,即通过被处理成相反的两帧影像,信息相减,消除非欲检查结构,保留血管影像的方法。

实习生小李:老师,DSA 是怎么做的?

护师小陈:我来告诉你,首先要行局部麻醉,然后采用 Seldinger 法经股动脉穿刺,用 5～6F 导管在电视透视下插至肿瘤供血血管,试验注射造影剂证明导管位置正确后,再进行数字减影血管造影,根据减影以后的血管图像,决定下一步的操作和治疗方案。

实习生兰兰:那这个患者明天就要做手术,今天为什么还要做 DSA?

护师小陈:首先术前做 DSA 是便于插管、超选、局部化疗和栓塞,为提高治疗效果。DSA 的最大优点是能除去血管外的结构,显示单一的血管影像。骨肿瘤的 DSA 检查能消除重叠在血管上的骨质像,清楚地显示肿瘤供养血管、肿瘤血管和肿瘤范围,能清晰地辨认出血管的分叉和开口。其次术前 DSA 能够准确地发现和判定肿瘤的供血动脉,尤其是准确地发现有可能存在的第二支、第三支供血动脉,有利于指导医师进行局部栓塞手术。同时也有利于外科医师充分了解肿瘤局部和周围的血管分布情况,尤其是肿瘤的供血动脉情况,并进行较为理想的外科手术计划的制订。有助于恰当地选择好手术入路、手术范围、肿瘤的广度和深度,哪些血管分支已被栓塞,哪些未做栓塞,而需要在术中及时结扎或夹闭。它能使外科医师在术前更加心中有数,从而使得手术更加安全快捷。因此,术前的血管造影是非常必要的,也是骶骨肿瘤外科治疗十分有效的辅助治疗方法。

护士长:我们知道了这个患者为什么在手术之前还要做 DSA,而且今天还要在 DSA 下行动脉栓塞术,那术前动脉栓塞又有什么意义呢?

护师小杨:动脉栓塞一方面是为外科手术提供方便。我们知道,常规的肿瘤手术中通常会面临的几个问题:因盆腔肿瘤大多血供丰富,肿瘤供血血管增生、增粗且形成大量吻合支,异于正常解剖。且邻近解剖结构复杂,因而在手术中出血多,手术野不清楚,容易损伤邻近正常组织,且不利于肿瘤的完整切除等。而术前动脉栓塞的主旨正是为了解决这些难题,而有目的地提供非常有效的帮助。经过动脉栓塞后手术,可使手术野更清楚,肿瘤更易于显露,使邻近的解剖结构更容易显露,而最大限度地避免术中误伤,降低了手术的盲目性和危险性。另一方面,其本身也已成为肿瘤辅助性治疗及姑息治疗的有效手段。由于术中易于止血,操作视野较为清楚,肿瘤切除后便于切除残壁的灭活,从而可减少术后复发与转移的发生率。

责任护士小顾:动脉栓塞可以极大地缩短手术时间,这意味着缩短了手术区域中器官和组织显露的时间,更有利于患者术后的恢复。

护士长:说得都很好。盆腔肿瘤的供血动脉主要来自骶外侧动脉和骶正中动脉,但由于髂内动脉脏支和壁支存在广泛的分支吻合,侧支循环丰富,引流静脉广泛,局部血压高,这就使盆腔肿瘤血供非常复杂。若单纯外科直接切除,由于盆腔肿瘤血供非常复杂,手术视野小,肿瘤边界不清的原因,导致手术失血量大,多者可达 13 000ml,使得手术时间延长,可并发失血性休克,甚至死亡。Benjamin 认为髂内动脉存在很多变异,因而对盆腔肿瘤患者术前评估时,通过术前血管造影可以明确肿瘤的血供、吻合支情况及其与腹主动脉、髂总动脉、髂内及髂外动脉的关系,同时能够了解肿瘤的性质、侵犯范围及与周围毗邻组织器官的位置关系,有助于合理设计手术入路与手术方案。从而实现肿瘤的安全彻底切除,减少手术中的损伤。还有吗?

护士小赵:还有,动脉栓塞还可有效地减少术中出血,减少术中出血便意味着患者失血减少,这无疑会更有利于患者术后的恢复。同时,也可减少患者额外输血的费用和与输血有关的风险。

护师小陈:动脉栓塞还可以使肿瘤体积缩小、中心坏死、软化甚至发生部分液化。在手术中可以最大限度地保留正常组织;减小手术切口,尽可能小地影响患者的手术区的外观。

护士长:大家说得都非常好。但术前是否行肿瘤血管栓塞仍存在着争议,郭卫等认为,多数情况下栓塞后术中控制出血不满意且费用较高。杨述华等首次在国内用吸收性明胶海绵颗粒对犬的双侧髂内动脉施行了栓塞试验,发现髂内动脉栓塞后 12h 内为手术最佳时机。盆腔肿瘤的动脉栓塞是一种较安全的方法,目前尚未见严重并发症的报道。栓塞后最常见的并发症是术后 1 周的发热和栓塞区域的疼痛,一般无须特殊处理。较严重的并发症是因坐骨神经缺血损伤所致的足下垂和足麻痹。熟悉骶骨的血管解剖和娴熟的操作技能可有效地防止栓塞物逆流及并发症的发生。如果患者经济允许和医院技术条件具备,术前肿瘤血管栓塞还是一种很好的选择。这个患者今天下午行 DSA,在进行动脉栓塞的同时还有1 个灌注化疗,小顾来说说行灌注化疗的作用。

责任护士小顾:肿瘤的治疗是各种治疗方法的综合实施。灌注化疗对手术极为有利,可以减少肿瘤的转移机会,还可为手术提供良好的手术条件,治疗后肿瘤范围逐渐清楚,以利于切除。在 DSA 下导管位置确立后,经导管缓慢地推注抗癌药物,如顺铂、长春新碱、多柔比星、环磷酰胺等。化疗后有些患者肿瘤得到控制,有效或效果明显;有些患者的肿瘤化疗效果不明显,甚至无效,肿瘤继续发展扩大、转移;更有一些患者,局部肿瘤得到控制。因而术前血管造影时使用化疗药物可以增强手术治疗效果,减少术后肿瘤的扩散及转移。

护士长:通过大家的讲述我们知道动脉栓塞的意义,那目前常用的栓塞物有哪些?

护士小吴:目前常用的栓塞物有①钢丝圈,为永久性栓塞物,用于栓塞较大口径的动脉及动静脉瘘,易建立侧支循环且栓塞后血管不能再通,同时影响复诊时局部的 MRI 检查。②聚乙烯醇,为永久性栓塞物,颗粒小,直径在 $150\sim800\mu m$,不易产生侧支循环,效果良好,常用于栓塞骶正中动脉及肿瘤内微小血管。③吸收性明胶海绵,为暂时性栓塞物,血管可以再通,只要栓塞不到达毛细血管,不会造成组织和脏器的坏死。我科骨肿瘤患者进行栓塞常用的是吸收性明胶海绵,认为栓塞后 $24\sim72h$ 也是合适的手术时机。经栓塞后肿瘤组织缺血、低氧、水肿、坏死,术中剥离相对容易,为肿瘤的完整切除创造了条件,从而为肿瘤的安全、彻底切除提供了可能性。

护士长:骨肿瘤患者术前行 DSA 是非常必要的,那么在这之前我们要做哪些准备工作? 小赵来说一下。

护士小赵:①术前安排患者进行全面的体检,术前做好血、尿常规、肝、肾功能、出、凝血时间、血糖、心电图等检查,对有严重出血倾向及严重心、肝、肾功能不全或严重老年性动脉粥样硬化者禁止造影;②造影前 4h 禁食;③备皮:备皮范围上至脐,下至大腿上 1/3,两侧至腋中线,包括会阴部,切勿损伤皮肤,以防感染;④做碘过敏试验;⑤向患者讲解造影时的体位,手术采取平卧位,造影时患者必须保持体位不动,否则会影响成像的清晰度;⑥术前取下金属饰品、义齿等,以免影响 X 线检查;⑦佩戴手腕识别带。

实习生小李:老师,刚才提到的碘过敏试验是怎么做的?

护士小赵:试验方法有几种:第一,口服法,口服 5%～10%碘化钾 5ml,每日 3 次,连服 3d;有口麻、头晕、心慌、恶心、呕吐、荨麻疹等症状为阳性。第二,皮内注射法,取碘造影剂 0.1ml 做皮内试验,20min 后观察结果;局部有红肿硬结,直径>1cm 为阳性。第三,静脉注射试验,取碘造影剂 1ml(30%泛影葡胺或碘海醇溶液)静脉注射,5～10min 或以后观察反应结果;如有恶心、呕吐、手足麻木,血压、脉搏、呼吸和面色改变则为阳性反应。须先皮内试验阴性后,再静脉注射,两者均阴性后,方可造影。但是有少数患者虽然过敏试验阴性,但在注射碘造影剂时,还会发生变态反应,因此,造影时仍需备好抢救用品。变态反应的处理方法与青霉素相同。

护士长:小宋,因为今天下午就要做 DSA,等一会儿我们就要给你做碘过敏试验,需要你配合一下。

宋某:没问题,护士长,你们都是为了我好,我一定配合。

护士长:刚才我们都讲到了 DSA 的方法、目的及术前准备,那 DSA 回来后我们在护理上应该注意些什么?

护士小赵:首先是压迫止血。术后患者平卧,沙袋加压包扎穿刺点 6～12h,术肢制动 6h,绝对卧床休息 24h。防止穿刺部位出血、血肿、感染等并发症。穿刺部位血肿是血管穿刺插管最常见的并发症。出血量大时可引起压迫症状。术后应严密观察穿刺部位有无渗血和血肿,注意穿刺肢体血供情况,密切观察穿刺肢体的皮温、肤色、足背动脉搏动情况及肢体感觉的变化。如出现搏动减弱或消失,皮肤发绀,皮温降低,肢体发麻等,可能是包扎过紧或栓塞所致,应及时处理,放松绷带,以防造成肢体坏死。同时观察生命体征,测血压、脉搏 1 次/2 小时,连测 4 次。

其次,要注意观察有无不良反应。首先是有造影剂的不良反应:轻度表现为面部潮红,头痛,恶心及轻度荨麻疹等。中度表现为重度潮红,反复呕吐,较重的荨麻疹和面部水肿,轻度喉头水肿,轻度支气管痉挛,轻度和暂时性血压下降等。重度表现为除面部、喉头水肿外还有肺水肿、重度支气管痉挛、哮喘、呼吸困难、癫痫、昏迷、瘫痪、心悸、血压突降、循环衰竭等。再者是灌注化疗后药物的不良反应:多数患者使用化疗药物 3～8 小时或以后出现恶心、呕吐、腹泻、血糖升高等反应,但多于造影 12～48 小时或以后逐渐消失,基本不影响手术的实施。术后禁食 1～2 小时,2 天内清淡饮食,酌情使用抗生素,制酸、镇吐等药物。

最后,水化处理,化疗后 24 小时内应鼓励患者多饮水,目的是加速碘造影剂和化疗药物的毒性产物排泄。

责任护士小顾:小宋,刚才我们赵护士讲的都听明白了吗? 回来后 6 小时内要平卧,给你加压包扎的那条腿不能运动,不能屈曲,24 小时内不要下床,以防止出血。还有回来后要多饮水,至少要饮 1 暖水瓶的水。

宋某:好的,我一定按照你们说的做。

责任护士小顾:另外还有,如果出现刚才所提到的那些不良反应,要及时告诉我们,以便我们尽早处理。

宋某:你们刚才讲的我都听清楚了,谢谢你们!

护士长:关于 DSA 的相关知识经过大家的讨论,应该有了更深的了解。明天小宋就要手术,今天已经进流质饮食,也就是说肠道准备已经在做了,谁来说说盆腔手术的患者为什么要做肠道准备?

护士小高:我认为盆腔手术的患者做好肠道准备是非常重要的。由于盆腔肿瘤常常侵犯周围组织,病变累及肠道,清洁肠道既可以保证术者视野清晰,又可防止手术区域被污染和术后感染。

护士长:那这类的患者的肠道准备该怎么做?

护士小赵:常规术前 3 天开始进食少渣半流饮食,按医嘱口服甲硝唑片,2 片,3 次/日;庆大霉素,8 万 U,3 次/日;术前 1 天无渣流质饮食;手术前晚及手术当日晨各清洁灌肠 1 次。刚才小顾在汇报病史时提到了这个患者有便秘,那么肠道准备就更加必要。

护士长:小赵听得很认真,也讲得很好。兰兰来回答一下,多长时间不排便称之为便秘。

实习生兰兰：粪便停留于结肠的时间超过正常排出时间，使粪便干结，导致72h以上不排便；或者主观感觉排便困难或有解不净的感觉称之为便秘。

护士长：回答得很好。便秘是最常见的消化道症状，不是一种病。据报道，美国每年有200万～300万人便秘者服药助便，其发生率约为2%；一组统计数字表明，每年约900人死于与便秘有关的疾病。可见便秘不可小视。这个患者是因肿瘤压迫而引起的便秘。谁来说说，根据不同的成因这属于哪一类便秘？

护士小赵：这属于阻塞性便秘，也称器质性便秘，是因大肠病变引起肠的一部分变细，或因肿瘤压迫肠道而引起肠道狭窄而阻碍粪便的通过。如粪便过度拥塞于直肠、乙状结肠，可出现左下腹胀和压痛，并有欲便不畅感。

护士长：通过小赵的回答我们知道这个患者是属于阻塞性便秘，是由盆腔巨大肿瘤压迫肠道而引起。谁再来补充说一下，根据成因分类还有哪几类？

护师小陈：还有3类，一类是无张力便秘，也称弛缓性便秘或无紧张性便秘，是因大肠肌肉失去原有敏感性或紧张力，致使推动粪便的蠕动缓慢，使粪便通过大肠时花费了过多的时间，以致水分被吸收掉而粪便变硬、变粗，造成排便困难。此型多见于年老体弱、多次妊娠、营养不良、肥胖及运动过少者；此外，还见于无定时排便习惯者。食物质地过细、纤维素过少及饮食中缺乏糖类、脂肪、水分、B族维生素等也可引起。

还有一类是痉挛性便秘，是因肠道神经末梢刺激过度，使大肠及结肠的肠壁肌肉过度紧张或痉挛收缩，引起粪便成为小粒状或像铅笔那样的细条状（粪便通过痉挛部位时，有疼痛感觉），这种便秘一段时间之后会出现腹泻，可发生便秘与腹泻交替出现。常见的原因有患胃肠道疾病或某种神经失调，食用过于粗糙的食物及使用泻药过量过久。

最后一类是伴随性便秘，是因药物的不良反应，如镇痛药、抑制胃肠运动的药、镇咳药、麻醉药、催眠药等都可引起便秘及妊娠产生的下腹部压迫等原因所伴随出现的便秘。

护士长：通过小陈的补充我们知道了便秘的分类，那有什么方法可以预防便秘呢？

护士小王：对于没有器质性病变的一般人来说，饮食治疗是首选的，即在饮食中增加膳食纤维。膳食纤维不仅能增加肠内容物的量,而且其在结肠内被细菌腐败时生成对肠黏膜上皮有营养价值的短链脂肪酸,对胃肠道黏膜的正常生长有重要的作用。纤维是饮食中重要的一个组成部分,分为可溶性纤维与不可溶性纤维。可溶性纤维包括含果胶的物质及水胶状质,均可在食物中找到,像在水果、蔬菜、荚果和燕麦麦麸中。不可溶性纤维包括纤维素和半纤维素,在全部的谷类食品中均可找到。从谷类食品到肉类制品,纤维补品可以增加各类食品的纤维含量。传统增加食品中纤维含量的方法是从谷类食品像小麦、玉米、燕麦中摄取。还有其他各类食品,像水果、蔬菜、荚果和很少用到的大麦都是可食用纤维的来源。

　　其次,调整心理状态,纠正生活中的紧张情绪,减缓工作节奏。如果你感到便秘的压力,不妨试着放松自己,听些节奏轻快的音乐。或者尽情开怀地大笑,因为大笑时,震动腹部,这对肠有按摩作用,能帮助消化,且能缓解压力与紧张,有利于防止便秘。

　　再者,生活方式的改变及患者的受教育程度对控制便秘也是很重要的因素。纠正长期忍便等不良习惯,养成良好的排便习惯,饭后是最好的如厕时间,因为胃中的食物会促进肠蠕动。不妨在每餐饭后,坐马桶10min,即使没有便意也如此,纠正不当、无效的排便动作,有助于恢复和建立正常的排便反射。

　　护士长:小王说得很对,我们每个人都需要增加纤维素的摄取量,美国膳食协会规定每天至少摄取 30g 纤维素,但很多人甚至达不到要求的1/2。增加纤维素的摄取其实很容易做到,多吃粗粮、水果及新鲜蔬菜即可。纤维素含量较高的食物包括麦麸、粗加工的谷类、熟的豆类、李子、无花果、葡萄、爆米花、西洋梨及核果类,这些食物富含纤维和微量元素,但热量却很低,是很好的保健食品。注意,应逐渐增添纤维摄取量,以免引起过度排气。除了饮食、调整心态和改变生活方式外,还有什么方法可预防便秘?

　　护士小高:多饮水,对付便秘另一个最重要的饮食项目是水分,大量摄取水分是软化粪便并促其通过结肠所必要的。还有定期做运动可促进肠蠕动,加速废物通过小肠,缩短这些可能引起癌症的废物与组织接触的时间,从而解决便秘问题。

　　护师小杨:还要避免食用过多的纯粹的植物油,如菜子油、橄榄油或大豆油等,并非油本身不好,而是当摄取这些由植物提炼出来的纯油时,容易引起便秘及许多其他的消化问题。油的问题在于它们在胃内形成一薄膜,使糖类及蛋白质不易在胃内及小肠内消化。这使充分的消化作用延迟了 20h 左右,并引发食物腐败,气体、毒素等物存积于结肠及大肠中。

护士长:补充得很好,但许多便秘者尽管施用上述的方法,还需要用泻药来辅助排便。常用泻药有哪些?

护士小丁:泻药能使粪便中水分含量增加,加速肠内容物的运行,排出软便。根据泻药作用方式,可分为容积性、渗透性、接触性和润滑性泻药 4 种。

容积性泻药,主要是含多糖类或纤维素类的泻药,包括多纤维素食物。这类泻药有用麸皮、魔芋粉、琼脂做的充肠剂。可吸收水分,膨胀成润滑性凝胶,使肠内容物易于通过;同时使肠内容物体积增大,促进肠蠕动而排便。

渗透性泻药包括盐类如硫酸镁、硫酸钠、双糖类如乳果糖、甘油和山梨醇等。这类药物在肠道内很难吸收或吸收缓慢,故在肠腔维持高渗透压,阻止肠内盐和水分的吸收,致使肠容积增大,肠腔扩张,刺激肠壁,促进肠蠕动。

接触性泻药,曾称为刺激性泻药。本类药物有大黄、番泻叶、芦荟和酚酞等,主要作用于大肠,药物与黏膜直接接触后,使黏膜通透性增加,使电解质和水向肠腔渗透,从而使肠内液体增加,引起导泻。

润滑性泻药,又称粪便软化剂,主要起润滑作用。这类泻药口服或灌肠后可包于粪团块外,使之易于通过肠道;还可减少肠道水分的吸收,促进结肠蠕动,有利于排便。如液状石蜡、蜂蜜等。此外甘油也具有局部润滑作用。

护士长:小丁刚讲到了 4 类泻药,对一般便秘者偶用泻药是不会造成不良后果的,但长期使用泻药,有引起依赖的可能。根据便秘的轻重有针对性地选择泻药十分重要。慢性便秘以容积性泻药为宜,仅在必要时选择接触性泻药,绝不可长期服用;急性便秘可选择盐类泻药、接触性泻药及润滑性泻药,但时间不要超过 1 周。像宋某这类阻塞性便秘的患者该如何治疗?

责任护士小顾:这类属于器质性病变的,需要经手术治疗解除压迫,缓解便秘。

护士长:今天的教学查房大家准备得都很充分,也学到了不少知识。

由于时间有限,别的护理问题我们就不一一讨论了。那么今天教学查房结束。谢谢各位。

(傅利勤　冯娟文)

主要参考文献

[1]　朱唯一,涂宗勋,邱娴,等.骨肉瘤病人健康教育影响因素的质性研究[J].护理研究,2013,27(9A):2706-2709.

[2]　熊飞,胡三莲.康复护理小组对骨肉瘤截肢患者生活质量的影响[J].上海护理,2010,10(3):9-11.

[3]　吴利江,段润卿,陆建平,等.软骨肉瘤的综合影像学诊断[J].浙江临床医学,2014,16(5):802-803.

[4]　黄涛.新辅助化疗治疗骨肉瘤最新进展[J].临床军医杂志,2016,44(3):221-223.

[5]　赵玉鑫,胡鸿涛,王家强,等.术前动脉灌注化疗加微球栓塞联合保肢手术治疗早期骨肉瘤的效果观察[J].山东医药,2013,53(41):86-87.

第十节　颈椎椎间盘突出症

查房内容:颈椎椎间盘突出症患者术前准备
查房形式:三级查房
查房地点:骨科二病区
参加人员:护士长、主管护师小孙、责任护士小徐、护师小殷、护师小刘、护士小王、实习护生小况

护士长:小张,您好,明天你就要手术了,今天我带护士来到您这里做一次教学查房,需要您的配合,目的是让您及我们的护士对您的疾病有一个更进一步的了解及如何能给您一个更好的护理,顺便也让您知道手术前需要做哪些准备,好吗?

患者小张:好的,这两天徐护士在给我做手术前训练,现在感觉不错,谢谢你们关心。

护士长:大家下午好! 颈椎间盘突出(protrusion of cervical intervertebral disk)是临床上较为常见的脊柱疾病之一,发病仅次于腰椎间盘突出。主要是由于颈椎间盘髓核、纤维环、软骨板,尤其是髓核,发生不同程

度的退行性病变后,在外界因素的作用下,导致椎间盘纤维环破裂,髓核组织从破裂之处突出或脱出椎管内,从而造成相邻的组织,如脊神经根和脊髓受压,引起头痛、眩晕、心悸、胸闷,颈部酸胀、活动受限,肩背部疼痛、上肢麻木胀痛,步态失稳、四肢无力等症状和体征,严重时发生高位截瘫危及生命。临床上多见于 20~40 岁的青年。我们首先让责任护士小徐来汇报一下患者病史吧?

责任护士小徐:好的。患者张某,男性,18 岁,诊断颈椎椎间盘突出。主诉:2012 年 10 月 18 日在参加足球运动时,顶头球后出现暂时性四肢瘫痪,10 分钟后肌力恢复,伴颈部疼痛明显,无大小便失禁、无呼吸困难,为进一步治疗到我院就诊。门诊行 MRI 检查报告:"颈 3~4 间盘突出明显,脊髓受压严重伴脊髓水肿,未发现出血,颈 3~4 间盘塌陷"。于 2012 年 10 月 18 日 12 时收治入院。入院查体:患者意识清醒,呼吸规则,颈椎生理弯曲存在,颈后部压痛明显,颈椎主动及被动活动受限,双肩部及双上肢触痛觉减退,四肢肌力正常,霍夫曼征(+)。入院后予卧床休息,颈椎固定支具固定颈部制动,监测生命体征,完善各项术前准备,做好术前相关健康宣教。今天是患者入院后第 3 天,肢体肌力及感觉与入院时相同,准备于明日(10 月 21 日)上午麻醉下经颈前路行颈椎间盘切除减压、椎间融合器置入、前路钛板固定术。

护士长:通过责任护士的汇报,大家对病情有了大致的了解,对于病史大家还有什么不清楚或者想进一步了解的?

全体护士:没有。

护士长:颈椎前路手术是治疗颈椎椎间盘突出最常用的术式之一。患者颈部急性创伤入院准备行颈前路手术,手术前我们常规要对患者做特殊术前准备,原因是由于颈部前方重要脏器集中,含神经、血管、气管、食管,解剖结构复杂。今天,我们主要对颈椎间盘突出经颈前路手术的术前准备进行讨论。请责任护士小徐告诉我们已经做了什么术前特殊准备。

责任护士小徐:患者经颈椎前路手术,气管推移训练是很重要的一项特殊训练。颈前路手术的入路系经颈内脏鞘(包在甲状腺、气管与食管三者外面)与颈血管神经鞘(包括颈总动脉、颈内动脉、颈内静脉、迷走神经)间隙而抵达椎体前方,在术中需将内脏鞘牵向对侧,方可显露椎体前方(或侧前方),便于手术摘除破碎的椎间盘组织。同时在给患者做颈椎前路手术时要求患者仰卧,颈部处于略过伸位,而且手术时间较长,术后还要求患者去枕平卧至少 1 周,因此,为适应术中及术后的变化,一般要求患者术前 3d 左右就开始进行气管推移训练,使之能适应手术和术后的特殊体位的要求。

护士长:对,气管推移训练可提高患者在术中牵拉的耐受性,为手术创造了良好的视野。那么气管推移训练前需要做哪些准备工作呢? 刘护师你来回答一下。

护师小刘:好的,训练前宣教很重要,一定要取得患者的配合,因气管推移训练可刺激气管引起反射性干咳,由于颈部的机械刺激,可导致气管及食管牵拉变形、腔管变窄,使患者产生不适感、紧张感,有些患者不能很好地配合,甚至不想继续训练。所以训练前护士必须认真向家属和患者做好宣教,介绍气管推移训练的重要性,解释推移训练的目的和要求,在出现不适时给予心理疏导、安慰,指导患者做深呼吸、放松疗法、转移患者的注意力等,待休息 10～15 分钟再继续训练。同时训练前修剪指甲,以防损伤颈部皮肤。

护士长:是的,气管、食管推移训练一般在患者手术前 3～5 天开始进行,首次训练先由医师示范、指导,以后由护士完成指导训练。训练时保持患者体位舒适,一般患者宜取仰卧位,枕头垫于肩下,头后仰,可使其颈部肌肉放松。现在,请徐护士为大家示范一下气管推移训练。小张,还需要你的配合哦。

患者小张:好的。

责任护士小徐:(边讲解边示范)训练者站在患者右侧,用拇指或 2～4 指在颈外皮下插入切口侧胸锁乳突肌内侧缘的内脏鞘和血管神经鞘之间,先左右摇摆气管,将气管、食管持续向非手术侧推移,开始时用力尽量缓和,频率为 5 次/分,使患者有个适应过程,推移 5～8 分钟后用力稍加强,尽量把气管和食管推移超过中线,并尽可能避免牵拉过程的中断,并听取患者的主诉。开始时患者可能出现不舒适感,鼓励患者要循序渐进,训练次数由少到多,时间由短逐渐延长。应与患者共同制订训练计划,调动患者的积极性。第 1 天一般为 3 次,每次 10～15 分钟,每次间隔 2～3 小时,第 2 天每次推移 20～25 分钟,每日做 3 次。第 3 天每次推移 40～60 分钟,每日做 4 次。第 4 天训练持续 60 分钟,训练 4 次。而且不发生呛咳,训练到符合手术要求为止,即气管被推移过中线持续 1h 以上。

护士长:气管推移训练还应该注意什么呢? 谁来补充一下。

主管护师小孙:应遵循气管推移训练的原则:训练要先慢后快,先小幅度后大幅度,先轻后重,循序渐进,持之以恒,训练初始时对患者及家属示范、指导,使其掌握正确的方法。每次训练均要确认气管被牵拉过中线,以保证训练有效。操作过程中,嘱患者积极配合,放松颈部的肌肉,出现不适立即告诉护士。如果病人较胖,颈部较粗,则每天增加气管推移次数(2～3 次),并适当延长牵拉时间。术前护士再认真检查气管推移是否能过中线,推移时间是否能超过 1 小时。若患者耐受差、不适应,可酌情延长天数,缩短每次推移时间。

护士长:大家看过了徐护士的示范了,可以在自己的颈部试推一下(所有在场护士相继做推移动作)。好的,希望大家有所感受,以后为患者训练时动作轻柔到位。近年来,颈椎前路手术已在国内越来越多的医院推广应用。文献报道,未做推移训练或未认真做推移训练者颈部组织僵硬,术野显露差,呼吸、吞咽次数明显增加,术中牵拉过程明显困难且时间长,增加了手术难度及手术并发症发生。因此气管推移训练能为安全顺利地实施手术打下了良好的基础,也为减少术后并发症的发生做好预防工作。

患者小张:我一定认真配合进行训练。

护士长:术前除了进行气管推移训练还需要进行哪些准备呢?

护师小殷:我们要进行手术前体位训练及适用性训练。方法为术前 2 天训练仰卧位。患者平卧,肩后垫一薄枕,使颈部后伸,充分暴露颈部,每天锻炼 3 次,每次 30 分钟至 2 小时。术前 3 天训练卧床进食,预防术后进食出现呛咳现象。指导患者床上大、小便,避免术后因不适应而排便困难。

护师小刘:术前还需要进行深呼吸及有效咳嗽训。(边讲解边示范)深呼吸练习的具体方法:吸气时双肩放松,气体由鼻吸入,然后屏气 2 秒左右,再慢慢呼出。每日 2 组,每组 10～20 个。有效咳嗽练习的方法:先深吸气,然后连续小声咳嗽,将痰液咳至支气管口,然后用力咳嗽,将痰咳出。术前呼吸功能的训练可增加肺活量,减少呼吸道分泌物,促进痰液排出。术后鼓励患者有效咳嗽咳痰减少气管及肺内分泌物,加强翻身叩背,防止引起术后肺部并发症。

护师小刘:术前还要进行肢体功能锻炼指导及肢体运动、感觉情况评估。①进行肢体功能锻炼的指导,主要是根据患者的肢体功能情况制订训练计划及内容。术前术后进行肢体关节主动被动功能训练,以主动活动为主,被动活动为辅。主动锻炼包括双手握力和手指伸屈练习,肢体关节活动,如腕关节伸屈、旋转;肘关节伸屈;肩关节内收、外展;膝关节屈伸;距小腿关节背伸,背屈;被动锻炼为被动的按摩肢体。②肢体运动、感觉情况评估,主要包括四肢肌力、肌张力、各种反射、感觉异常平面、括约肌的功能及其他症状,以备术后提供对比,评估有无发生术中神经损伤或局部水肿导致的神经受压。

实习护生小况:老师,我想问一下我们怎么评估患者四肢肌力呢?

护师小刘:肌力的检查我们一般采用手法检查,我们来给患者小张评估一下(边示范边讲解)。嘱患者做主动运动,注意观察其运动的力量和幅度;然后检查者给予一定的阻力,让被检查者做对抗运动,以判断肌力是否正常。依次检查各关节的运动力量,并注意两侧对比。肌力的评定标准:0级:肌肉完全瘫痪,毫无收缩;1级:可看到或触及肌肉轻微收缩,但不能产生动作;2级:肌肉在不受重力影响下,可进行运动,即肢体能在床面上移动,但不能抬高;3级:在和地心引力相反的方向中尚能完成其动作,但不能对抗外加的阻力;4级:能对抗一定的阻力,但较正常人为低;5级:正常肌力。

护士长:回答得很好,关于术前准备大家还有补充的吗?

护士小王:术前还要进行轴线翻身方法的指导训练:翻身时保持头、颈、肩、躯干呈一条直线,至少2人翻身,一人扶头、肩,另一人扶躯干、四肢,翻身同步进行。保持口腔清洁,不吃刺激性食物,以防术中呛咳损伤邻近组织、血管和神经,还可能引起术后肺部并发症。

实习护生小况:术前1天还需要常规进行备血、备皮。通知患者术前12h禁食,6h禁水,防止患者在麻醉手术中发生呕吐窒息。

护士长:好的,大家讨论得非常全面。通过讨论使大家明确了手术前护理准备的内容及目的,充分的术前准备及强化训练,可以预防手术中及手术后并发症。

患者小张:护士长,听了你们的讨论,我对手术前需要准备有了大概的了解,我会积极配合。

实习护生小况:老师,我想问一下为什么在进行足球运动时会发生颈椎间盘突出呢?

护士长:问得好。说明我们的同学能主动进行思考,请孙护师来回答你的问题吧。

主管护师小孙:颈椎间盘突出由颈部创伤、退行性变等因素导致。致伤原因主要是加速暴力使头部快速运动导致颈部扭伤,多见于交通事故或体育运动,可由前方、后方、侧方撞击致伤,而以车尾撞击引起的颈部过伸-加速损伤所致的椎间盘损伤最为严重。患者小张急性颈椎间盘突出症是在椎间盘发生一定程度退行性变的基础上,头球时头部快速运动,颈部椎体失衡导致颈椎间盘突出。

护士长:回答得很好。

患者小张:护士长,像我这种情况,必须得手术吗?

护士长:应该手术,原因是现在有很多人都患颈椎间盘突出症,突出的现象越来越多,以前我们将那些称为颈椎病,而颈椎病是在颈椎间盘退变的基础上,周围的关节、韧带等组织亦发生退行、增生,并压迫脊髓或神经根,引起的一系列临床症状,其特点是颈椎退变比较严重。现在颈椎间盘突出症已经从颈椎病中划分出来,作为一个单独的病,其特点是颈椎退变不严重,患者较年轻,多有轻度外伤史。颈椎间盘突出的治疗方法也有很多,一般不建议非手术治疗,非手术治疗容易复发,治标不治本,不能从根本上治愈。颈椎间盘突出应及时进行手术治疗,避免症状更加严重。如果颈椎间盘突出拖延治疗,极容易导致破裂的纤维环滑脱压迫中枢神经出现脊椎疼痛,如果损伤严重不治疗,可能会长期疼痛,严重者可导致行动不便甚至瘫痪。手术治疗的目的是恢复生理曲度和椎间高度,重建颈椎稳定性,彻底减压,有效缓解脊髓受压引起的一系列症状和体征。我们来看看小张的片子,大家看,MRI(图 3)显示颈 3～4 间盘突出明显,脊髓受压严重伴脊髓水肿,颈 3～4 间盘塌陷。

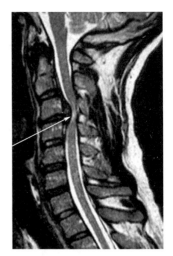

图 3

患者小张:我知道了,我积极配合手术治疗。但手术有危险吗?

护士长:颈椎前路手术是治疗颈椎退行性疾病、外伤、肿瘤、炎症和畸形等的一种疗效良好、相对安全的常用方法。当然任何手术都存在风险,但您的配合对于手术的成功非常重要,您的主管医师是一个临床经验相当丰富的医师,治愈过许多和你同样疾病的患者,请你放心。现在请大家回答颈椎前路手术可能会有哪些并发症? 我们如何预防及处理并发症?

主管护师小孙：一是呼吸困难。发生原因包括：①术中牵拉气管、食管引起咽部水肿；②颈部手术区血肿压迫气管；③咽痛、颈部制动影响呼吸道分泌物排出；④手术刺激脊髓可使脊髓水肿或脊神经根水肿，造成呼吸肌麻痹，引起中枢性呼吸困难及感觉运动障碍。预防及处理措施有：①加强术前气管推移训练。颈前路手术时均要将气管推移过中线，长时间牵拉气管术后易造成呛咳、喉头剧烈疼痛或因局部水肿产生呼吸困难，所以术前须做此训练。经过气管推移训练，有利于手术顺利开展，并且减少并发症的发生。②术后要严密观察患者呼吸频率、节律、SPO_2 及面色变化，必要时定时吸出呼吸道分泌物。痰液黏稠、喉头水肿者给予雾化吸入，若发现患者出现乏力、嗜睡、恶心等症状时，要警惕睡眠呼吸暂停综合征（在睡眠时出现呼吸暂停或低通气现象）的发生。发现异常要及时报告医师。③床边备吸引器及气管切开包，以便急需时使用。④保持颈部负压引流通畅固定，防止管道扭曲、折叠。引流量记录准确。橡皮球充盈后及时排出引流液，保证引流系统处于负压状态，维持引流通畅、有效。注意观察伤口敷料及引流液的变化。正常情况下术后 24h 内切口引流液量应＜100ml，若引流液过多，色鲜红，切口敷料渗血多，周围局部隆起，颈部增粗，患者自觉呼吸费力，提示有活动性出血，应及时报告医师，并配合抢救。血肿压迫时，协助医师立即打开切口，清除血肿，彻底止血。

护师小殷：还可能有切口感染。预防护理措施有：①营养支持。手术前后给患者做营养评价，视病情给予高热量、高蛋白、丰富维生素、低脂肪和易消化饮食，必要时给予静脉营养支持，并监测血清蛋白、转铁蛋白、前清蛋白、淋巴细胞总数及补体等。②做好引流管护理。术后充分引流，定时挤捏引流管，防止切口血肿形成而诱发感染。③严格无菌操作，防止交叉感染。保持切口干燥，如有渗血或渗液及时更换。④注意观察切口局部有无红、肿、热、痛等急性炎症表现，切口疼痛加重或术后 3d 体温持续升高等，提示有切口感染可能。

护师小刘：喉上神经损伤和喉返神经损伤是前入路最常见的并发症。文献报道，喉上神经损伤的发生率为 1%～3.0%，喉返神经损伤发生率为 1.3%～1.5%，由于颈前路手术时在显露过程中，因过度牵拉、误夹或误切而致喉上或喉返神经损伤。喉上神经损伤表现为术后在饮水或进食时发生误咽而呛咳，尤其是在进流质后易发生呛咳。喉返神经损伤时，喉返神经一侧损伤表现为声嘶，两侧损伤则出现声带麻痹，甚至发生窒息。大多数表现为一过性,无须特殊治疗,在数周或数月后即可恢复。永久性声带麻痹的发生率为 0.3% 左右。手术后注意观察患者发音及进食情况,发现异常及时告知医生,并做好患者心理安慰,指导患者发声训练。

护士长:大家回答得很好,颈椎前路手术由于手术部位解剖复杂,患者术后极易出现呼吸困难、神经损伤、肺部感染等并发症,我们要根据疾病的发展规律、变化特点等可能发生的潜在问题制订切实可行的护理对策和措施,术后严密监护、仔细观察,有效地护理,不但可以避免或减少并发症的发生,而且对已发生的并发症的患者采取正确的治疗措施,能减少术后并发症,提高手术效果,保证患者的生存质量。

患者小张:听了你们的讨论,知道了手术前准备真的很重要,你们的准备也很充分。

护士长:是的,只要你配合训练、治疗,再加上我们医护人员的共同努力,你会很快痊愈。今天的查房大家准备得很充分,相信大家也学到了不少知识。由于时间关系,别的问题以后再讨论。今天的查房就到这里。谢谢大家,也谢谢小张的配合。

患者小张:谢谢你们的关心,有你们这么认真负责的医生和护士,我对明天的手术充满信心。谢谢你们!

(高德华　刘晓萍)

主要参考文献

[1] 张俊娟,王俊杰,范丽娟,等.37 例颈椎间盘突出症患者行颈椎动态稳定器治疗的康复护理[J].中华护理杂志,2012,47(11):989-991.

[2] 桑裴铭,张明,陈斌辉,等.颈椎前路术后吞咽困难的相关原因分析[J].中国骨伤,2016,29(4):350-354.

[3] 杨小锋,袁亚峰.颈椎病 MRI 和 CT 影像学诊断比较分析[J].医学影像学杂志,2016,26(9):1688-1689,1697.

[4] 尹立,肖衡,王立,等.颈椎间盘切除及椎间孔减压术治疗神经根型颈椎病 30 例[J].陕西医学杂志,2016,45(7):846-848.

[5] 段斌武,吴黔鸣,陈黔,等.介入治疗颈椎间盘突出症的临床观察及护理[J].护士进修杂志,2014,29(13):1199-1200.

第十一节　开放性骨折软组织严重损伤

> **查房内容:**开放性骨折软组织损伤患者 VSD 技术临床应用
> **查房形式:**三级查房
> **查房地点:**骨科病房
> **参加人员:**护士长、责任护师小董、护师小江、护师小沈、护师小陈、护师小王、护士小张、护士小封、护士小汤、实习护生小吴、实习护生小梅、实习护生小朱

护士长:随着近年来高能量损伤的不断增多,车祸、机器压伤等所致的开放性骨折、大面积皮肤缺损也越加多见,这些损伤都伴随着严重的感染和神经血管损伤等。此类患者损伤局部血供情况差,创面难以愈合,如果单纯靠原始的手术清创、换药、引流效果不理想,且容易导致严重的感染甚至坏死等并发症,预后极差。我们病区 31 床龚先生正是一位开放性骨折、大面积皮肤缺损(open fracture and large area skin defect)的患者,医师给他用了最新的 VSD 技术,今天我们利用这次机会来进行一次教学查房,并希望大家对 VSD 技术在患者应用效果做个评价,看一下还有没有需要改进的地方。首先请责任护师小董来汇报病史。

责任护师小董:患者龚某,男,30 岁,因车祸致胸、右踝足外伤疼痛5h,于 2013 年 1 月 15 日入院。CT 示:右胫腓骨下端骨折,跟骨骨折,气胸,左侧肺压缩 40%。初步诊断为:①右踝、足部严重挤压伤;②右胫腓骨下端开放性骨折;③右跟骨开放性骨折;④右足跖跗关节脱位;⑤左侧气胸。入院时查体 T37℃,P110 次/分,R21 次/分,BP119/72mmHg,呼吸略促,急诊室带入左胸腔闭式引流管,置入深度为 12cm,引流通畅,水柱波动明显,咳嗽后有气泡溢出,无皮下气肿。急诊还带入留置导尿,尿色清。双上肢浅静脉留置针输液通畅,左膝局部软组织创口 2cm,关节活动好,右足踝多处创口,渗血,局部可及骨擦感明显,足背动脉搏动不能触及,足趾端血供差,感觉尚存,有减退,足趾活动差。入院后遵医嘱给予一级护理,双腔鼻导管吸氧 3L/min,心电监护及血氧饱和度监测,并急诊手术在全身麻醉下行清创、骨折、脱位内固定加外固定支架固定,创口 VSD术,医师手术记录描述为术中见右内踝下方、后方多处创口,其中内踝下

方横行创口长 6cm,腓骨下端外侧纵形创口 10cm,足外侧纵形创口 12cm,各创口边缘均形成软组织脱套,形成距小腿关节(踝关节)周围、足跟内侧、足跟外侧、足底、足背广泛脱套,创口下可见腓骨下端骨折、粉碎移位、胫骨下端骨折、粉碎移位,右跗跖关节骨折脱位;足背动脉完全挫烂,无法查找远、近端;拇趾长伸肌在肌腱、肌肉移行部位完全撕裂,可在足背切口完全抽出。术中处理为足背切口缝合,足外侧创口缝合,足跟内侧创口不缝合,腓骨下端外侧创口部分缝合,还给予创口连同外固定支架一并 VSD 封闭引流。术后检查足趾血供仍偏差,给予烤灯保暖、输血、补液预防感染,促进骨质愈合、活血等对症治疗,术后第 1 天、第 2 天 VSD 引流液约 300ml 血性液体。患者血常规报告示:血红蛋白 76g/L,血生化示:清蛋白 22.8g/L,给予补充蛋白、输血对症治疗,术后第 2 天停留置导尿,术后第 3 天胸腔闭式引流水柱波动消失,复查心胸部 CT 示:左侧气胸闭式引流后改变,左胸部多发肋骨骨折;左侧气胸,肺压缩 15% 左右,两侧胸腔积液伴左肺下叶挫伤膨胀不全。左胸壁皮下气肿,请胸外科会诊,给予拔管,1 月 22 日复查血常规报告示:血红蛋白 83g/L,血生化示:白蛋白 28.8g/L。1 月 23 日在全身麻醉下再次行创口清创加更换 VSD,去除原敷料及 VSD,可见左下肢腓侧创口肉芽生长,踝前皮肤略红肿,跟后及足外侧皮肤浸渍,足背及小腿下段多处张力性水疱形成,足外侧创口缝合后未及明显波动,足内侧创口开放未及明显波动,足背切口未及明显皮下波动,外固定支架固定可靠,予以清创后继续 VSD,其中水疱形成处给予凡士林及无菌敷料包扎。目前患者术后第 6 天,生命体征稳定,有低热,自诉偶有咳嗽、咳痰欠畅。右小腿切口敷料包扎完好,干燥无渗血,外固定支架固定妥善,切口 VSD 引流管引流通畅,第一足趾端血供差,第 2~5 足趾端血供可。我认为此患者现在存在的主要护理问题是:①自理能力缺陷;②营养失调;③潜在的并发症:VSD 引流失效。

护士长:我们知道,临床上大约有 2/3 的损伤是由车祸交通事故中巨大的能量撞击或碾压所致,小腿肢体毁损性创伤是否有可能保肢及是否值得保肢都必须通过对肢体伤情及相关因素进行认真严谨的评估。龚先生入院后,医师没有按照以往的手术换药清创的方法,而采用足背及足外侧切口缝合,腓骨下端外侧创口部分缝合,足部内侧创口不缝合,腓骨下端外侧创口部分缝合及创口连同外固定支架一并 VSD 封闭引流。这是为什么? 有谁知道吗?

护师小沈:因为良好的血液供应是伤口愈合的基本条件,如果局部出血过多,血肿压迫伤口周围组织,可影响血供,致局部组织缺血低氧,引起组织坏死。如果局部抵抗能力降低,当伤口组织细菌数超过一定量时则会诱发感染,从董护士刚才汇报的病史中我们可以了解到,患者右踝、足有严重挤压、脱套伤,软组织损伤还是很严重的,患者足背动脉搏动不能触及,足趾端血供差,感觉减退,术中可见足背动脉完全挫烂,蹬趾长伸肌在肌腱、肌肉移行部位完全撕裂,这位患者是由高能量损伤造成的肢体血管、骨、软组织、肌腱、神经等组织广泛而严重的损伤,存在出血、缺血、组织损伤、对细菌的防御功能降低等可能诱发感染的因素。所以按照以往常规的手术换药,在伤口存在感染、血肿、血浆渗出聚集的情况下,伤口内张力增大,影响组织血供,加重组织缺血损伤。缺血组织可引起组织肿胀,肿胀组织又可进一步引起伤口血供降低,影响伤口愈合,诱发恶性循环。

护士长:分析得很好,所以对这位患者医师除了采用多处部分缝合外,还选择了 VSD 引流技术,它是德国 ULM 大学 Fleischman 博士首创的技术,由于其对创伤伴感染创面治疗效果较好,目前已在骨科应用广泛,我们来了解一下,我们这位患者用了 VSD 引流技术后他的伤口情况怎么样?请责任护师小董来介绍一下。

责任护师小董:噢,护士长,我们这位患者用了这个 VSD 负压引流治疗后现已可见腓侧创口肉芽生长,趾端温暖,第一足趾端血供较差,第2~5足趾端血供还可以,足趾略能活动,从目前的情况看,还是往好的方面发展,我们在以后的护理中必须严密观察末端血供情况。

护士长:好的,那么末端血供情况你是怎么观察的?

责任护师小董:第一,观察皮肤颜色,肤色红润为血供好,发绀为血供差;第二,触摸局部皮肤温度,温暖为血供好,皮肤发凉为血供差;第三,甲床毛细血管反应良好为血供好,反之则差。正常的指甲颜色是红润的,压之变白,松开又恢复红润。

护士长:好的,以后我们在观察中必须特别仔细。现在董护师针对患者现在的病情主要提出了 3 个护理问题,第一个护理问题自理缺陷,需要我们在生活方面给予无微不至的照顾,龚先生,我想了解一下在这方面我们的护士做得怎么样?

患者龚先生:护士长,你们护士都对我非常的照顾,会经常来病房,询问我有什么需要帮助的,而且能够及时解决我的各种需要,在这里我也表达一下我的谢意,谢谢你们。

护士长:不用客气,这些都是我们应该做的。也谢谢您对我们工作的肯定。那么第三个护理问题是 VSD 引流失效,它是潜在的并发症,但会直接影响患者的疾病预后,所以我们今天来针对这一护理问题来进行讨论。首先我想问一下这个 VSD 引流对患者有什么好处?

护士小张:护士长,这个问题我来回答,因为这个 VSD 引流能及时排出体腔、器官或组织中的脓性积液、坏死组织、异物、异常积聚的血液和消化液等有害物质,以减低压力,消除无效腔,消除对机体的炎性刺激,改变感染扩散,促进炎症消退,这位患者虽然没有出现明显感染,但采用此法可以预防或治疗由于脓性渗出液、坏死组织、异物、血液、消化液等积聚而对机体造成的生物学损害。还能保证缝合部位的良好愈合,同时能观察引流物的数量和性状,以便判断被引流区内的情况。

护士长:好的,回答得很好,从这些作用来看,它非常适合我们这位患者。既然这个 VSD 有如此好处,保证其功能维持正常就显得十分重要了,那么我们先来认识这个负压封闭引流的构造。小江,你说一下。

护师小江:好的,负压封闭引流由四部分材料组成,第一部分是医用泡沫,就是直接置入被引流区的部分,它的外观形同海绵,白色,质地柔软,富有弹性,其内密布了大量彼此相通的、直径0.2~1mm的孔隙,有极好的可塑性、透水性及良好的生物相容性,无毒,对局部组织无刺激性,柔软且有足够的弹性;第二部分是引流管,该引流管是多侧孔的,能多方位引流组织的渗出物、坏死组织等;第三部分是半透性粘贴薄膜:这种敷料无色透明,具有良好的生物相容性和透气、透湿性能,同时能防水和防止细菌入侵,长期使用很少发生皮肤的不良反应,黏着力强,即使受牵拉或冲洗,也能保证与创缘牢固的粘贴;第四部分是负压源,这是一种低噪声、能够长时间运转、能够交替吸引、并能保证负压值比较稳定的电动吸引器。

实习护生小吴:老师,我想问一下对于这个特殊引流装置我们是怎么来操作的。

护士长:这个引流装置是医师和护士共同来完成的,医师在手术室适度清除创面的坏死组织和异物,分离纤维分隔,开放所有腔隙。在高压吸引状态下,坏死组织碎屑可以经引流管引出,块状的坏死组织则会被吸附于 VSD 材料表面,在更换引流时被清除出被引流区,也就是说,负压封闭引流有一定程度的清创效果。清创后再根据被引流区的长度、深度和形状,修剪 VSD 材料,应注意保证 VSD 材料内的多侧孔引流管的端孔及所有侧孔都位于 VSD 材料内。把已经准备好的带有引流管的 VSD 材料置入被引流区内,确保 VSD 材料与全部需要引流的创面充分接触,不留空隙,引流管可以从切口或创缘直接引出,也可以从周围正常组织另戳孔引出。再取出半透性粘贴薄膜,从薄膜一端开始粘贴,边粘贴边按压,覆盖的范围要包括至少 2～3cm 的创缘健康皮肤。以上部分是由我们的医师在手术中完成的,接下来患者返回病房后那就由我们的护士来操作。

　　护师小沈:护士长,接下来让我来告诉她吧,患者从手术室回来时医师已放置好引流管,管路的头端是反折的,我们把这根管子连接 P 端,如果引流管较多,可用"Y"形接头将多根引流管并联成 1～3 个接口,再接通负压装置,而这根短管是接机器的,引流瓶的盖子里面有一个白色的相当于压力报警器,然后打开机器形成负压。这时最重要的是不能有漏气。VSD 的正常吸引压力范围是 125～450mmHg,分间歇吸引和持续吸引两挡,一挡是间歇吸引,间歇 5min,持续 2min,二挡是持续吸引。间歇吸引能够保持负压,促进肉芽组织生长,而持续吸引的压力太大会导致血流过快过多,不利于肉芽组织生长。现在外科用 VSD 来治疗创伤性皮肤破损、感染性伤口,这个是最好的方法,利于创面生长,愈合比较快。

　　护师小陈:刚才小沈说持续吸引的压力太大会导致血流过快过多,不利于肉芽组织生长,是否不建议采用持续吸引?

　　责任护师小董:一般术后 48h 内如果引流物比较多可选择持续吸引,但实际操作时还需请示医师,根据患者的具体情况再决定。

　　护士长:说得很好,龚先生,你能向我们描述一下这个机器工作的时候你的感受吗?

　　患者龚先生:噢,护士长,它不产生负压的时候没什么感觉,在吸引的时候感觉我的足上穿了胶鞋,里面掺了水的感觉。

　　护士长:你描述得太形象了,谢谢。我想问大家在 VSD 引流过程中会出现哪些异常情况呢?

　　责任护师小董:在 VSD 引流过程中,可能会出现负压消失或不足。

　　实习护生小梅:老师,为什么会出现这种情况呢?

　　护师小陈:出现这种情况主要有两方面的原因,一是密封的问题,如大的创面和"地形"复杂的创面,如会阴、手足等部位的创面及引流管引出处密封较困难,可能不够严密;二是负压源的问题,如没有开通负压源,或是没有打开引流瓶的阀门,或是引流瓶内引出物总量超出过额定量,或电动吸引器故障等。由于应用 VSD 技术时被引流区是处在一个封闭的环境中,负压一旦消失稍长时间,被引流区内就会开始积液且无法吸出。

实习护生小梅:老师,我们应该如何判断出现了这种情况呢?一旦出现又该如何处理呢?

护师小陈:正常负压引流时 VSD 敷料塌陷,敷料外可见清晰的引流管管形,如敷料鼓起或不见管形,说明未形成有效的密闭负压引流系统。如果在开放负压后引流管内持续有快速冒出的液气泡,负压瓶上的压力指示器伸展提示密封不严密。出现这种情况我们应该立即通知医师,必要时重新封闭被引流区,或更换引流。我们护士在巡视病房时要认真查看引流管有无折叠、扭曲,压力是否在正常范围,保持引流通畅。

护士小封:在 VSD 引流过程中,除了可能会出现负压消失或不足外。还可能有堵管的现象发生的情况。

实习护生小朱:老师,这个又是什么原因引起的呢?

护师小江:堵塞的原因有很多,被引流区内坏死组织过多或有大量黏稠引出物,超出引流系统的处理能力;引流区内出血未得到确切控制时 VSD 材料表面会被凝血块阻塞。有时在安置引流系统时,尚未接通高负压前,血液或黏稠的渗出物就已经阻塞了 VSD 材料表面的微孔。另外,更换引流不及时,引出物可能滞留在引流通道的任意部位,长时间后还可能干燥、结痂、造成阻塞。我们临床上一般每周更换 1 次。

实习护生小朱:那万一堵塞了怎么办呢?

护士小张:这个我们也有措施,我们可以关闭负压源,用 20ml 注射器向外抽吸或用 0.9% 氯化钠溶液 10~20ml 冲洗管道,必要时予以更换引流管,确保各管道通畅,紧密连接,妥善固定引流管。

护士小张:老师,我们的这个患者坏死组织比较多,容易造成堵管,我们有什么措施预防吗?

护师小王:当然有。如果引流物黏稠,坏死组织多,我们可以每日间断滴注 0.9% 氯化钠 250ml 内加糜蛋白酶 8000U 冲洗管路,因为糜蛋白酶具有分解肽键的作用,选择性分解变性蛋白质,溶化坏死组织,使脓液变稀,易于引流,同时还能消除炎症过程中所引起的纤维蛋白沉积,促进肉芽组织生长。我给大家演示一下:在引流管内置一根去除针尖并剪有侧孔的头皮针细管,外接普通静脉输液器,开放输液器开关进行冲洗,速度为 4～5ml/min。将引流管与中心负压相接持续吸出创面内渗出液,负压维持在 60～80kPa,每隔 2～4h 停止负压吸引 3～5min,但我们必须注意置管及冲洗过程的无菌操作,避免引起医源性感染。

　　护士长:除了以上两种异常情况,另外还有吗? 大家想想看,如果手术中止血不彻底会出现什么情况呢?

　　护士小张:噢,护士长,我知道了,如果术中止血不彻底,或者患者的凝血功能出现异常,都可能会发现有大量新鲜血液被吸出,这时候我们就应该马上通知医师做紧急处理,仔细检查创面内是否有活动性出血或者做相应的检验检查来找出根源所在,做出相应的处理。

　　护士长:对,很好,大家都考虑得很全面,我希望大家在以后的护理观察中都能仔细、及时发现问题,并解决问题。

　　护士小封:我想问一下董老师,您前面提到患者在 1 月 23 日在全身麻醉下再次行创口清创加更换 VSD,这是为什么呀? 是不是创口有什么问题,还是另外的什么原因啊?

　　责任护师小董:噢,是这样的,首先强调一下,这不是创口的问题,一般而言,在创面密闭良好、引出物量不大时,引流系统维持有效负压 7d 左右不成问题,所以一般负压封闭引流可维持有效引流5～7d就应该给予更换,但如果坏死组织比较多,引流物黏稠,更换引流物时间间隔应短些,如引流物较稀薄,间隔时间可稍长,但不宜超过 10d。

　　护士长:对,大家都说得很好,针对以上情况,我们在护理中要观察VSD 的负压源的压力是否在规定的范围内,保持有效的负压引流,患肢保持功能位,避免压迫引流管,观察皮下是否有积液;负压吸引是否有效果。如果有液体持续吸出,透性薄膜瘪陷,吸引有效;还有就是有无大量新鲜血液被吸出,如发现有大量新鲜血液被吸出,应马上通知医师,仔细检查创面内是否有活动性出血,并做相应处理;我们还得注意它的气味有无变化,因为在全密封的状态下容易引起厌氧菌的感染,如果出现厌氧菌的感染局部有恶臭味。

　　护士小张:董老师,引流瓶内的液体需要每天常规倾倒更换吗?

　　责任护师小董:需要的,在更换时为防止引流管内的液体回流到VSD 敷料内,我们先用电动吸引器吸尽负压瓶内容物,用血管钳夹闭引流管,关闭负压源后严格执行无菌操作技术更换引流瓶,引流瓶内放生理盐水 500ml,并用胶布做标志、24h 吸引的引流量及性状应记录在护理单上,供医师参考。

患者龚先生：你们都说的太好了，那我想问一下，我有没有什么要配合你们的？

护士长：有，您的配合当然也很重要，责任护师小董刚才告诉我们，您的血液检验中第一次清蛋白是 22.8g/L，第二次是 28.8g/L，而我们正常值是 35～55g/L，让我们小陈护师来告诉您为什么您的清蛋白会低。

护师小陈：好的，是这样的，龚先生，您的创口现在正处于炎性期，而炎性期经过大量研究证明，此阶段的生理过程为：血清蛋白和凝血因子渗透伤口；纤维蛋白凝块稳定伤口；中性粒细胞清洁伤口；巨噬细胞引入伤口，吞噬伤口内的组织细胞碎片，消化、中和和吞噬损伤因子，以免对伤口造成进一步损伤。由于炎性反应、血管扩张和毛细血管通透性增加，因此伤口可见大量血浆渗出液渗出，渗出液中富含中性粒细胞、巨噬细胞和各种血浆蛋白，故渗出期内患者可出现反应性低蛋白血症。另外，您在受到重创后饮食也受到影响，进食比较少，蛋白质补充不够，也是导致清蛋白降低的原因。

护士长：小陈分析得很好，伤口的愈合一般可分为 4 个阶段，止血、炎性反应、再生、组织重构，第一阶段止血是具有黏性的血小板黏附在胶原蛋白上，以在破裂的血管上形成血栓，达到止血作用，胶原蛋白有利于形成血栓以止血；第二阶段炎性反应是血管和细胞应对致伤进行炎症反应，通过血管舒张、白细胞进入，抵抗感染而导致血流减少，此期胶原蛋白清理伤口，通过吸收除去细菌和细胞碎片，为巨噬细胞提供良好环境；第三阶段再生是身体通过生成肉芽，代替伤口内的瘢痕和碎片，开始进行自我修复。这个阶段完成后就有上皮生成，然后伤口最终闭合，此阶段胶原蛋白给细胞提供理想的环境，为血管生成提供良好的环境，促进肉芽组织的形成与生长；第四阶段组织重构是伤口内胶原蛋白的含量不断增加，是伤口强度也不断增加，最终生成瘢痕组织，它相对皮肤较弱，此期胶原蛋白可加速组织重建，减少关节挛缩及瘢痕。所以，龚先生，您看这个蛋白质的补充对您有这么多的好处，您以后的饮食中就要注意补充，多进食猪蹄、甲鱼等富含胶原蛋白的食物，知道吗？

患者龚先生：我知道了，可是护士长，你这个灯照着我的伤口又是干什么呀？

护士长：您的这个问题提得很好，这也是我将要告诉大家的，因为 Lock 保持创面局部温度接近或者恒定在正常的 37℃ 时，细胞的有丝分裂速度增加 108%。所以我们要将你的伤口处"加加温"，以加速它的愈合,而另外还有如果传统创面护理是频繁更换敷料和用冷溶液冲洗创面,这样常常使局部温度比正常体温低2～5℃,从而阻碍创面的愈合过程,而我们用了这个VSD就避免了这种情况的发生,这样解释您明白吗?

患者龚先生:谢谢护士长,我明白了,我以后会注意的。除了这些,还有我需要注意的地方吗?

护士长:当然有,让您的责任护师小董来告诉您。

责任护师小董:好的,龚先生,让我来告诉您,平时您应该配合我们抬高患肢,高于心脏20°～30°,以利血液和淋巴的回流,改善循环,在不影响患肢骨折的固定及皮瓣成活、生长的情况下进行肢体的功能锻炼,在不涉及皮肤缺损患肢各关节应主动进行活动,进行抬腿运动训练,防止肌萎缩、患肢关节僵直及压疮等并发症的发生,所以,以后我会继续教您一些功能锻炼的方法,您一定要坚持做噢。

患者龚先生:好的,谢谢,你们的查房使我学到了很多,很感谢你们为了我特别组织了这次的查房。

护士长:不客气,也谢谢你的配合,给我们提供了这么好的一个学习机会,并祝您早日康复,今天的查房就到这里。

(胡丽玉　张海萍)

主要参考文献

[1]　魏良昌.VSD封闭式负压引流技术治疗严重软组织损伤的开放性骨折临床观察[J].医学理论与实践,2016,29(14):1906-1907.

[2]　鲁波勇,吴刚,祝少博.外固定架联合负压封闭引流术急诊处理严重软组织损伤的小腿骨折[J].创伤外科杂志,2010,12(3):244-246.

[3]　徐生根,肖坚,吴维剑.软组织损伤评估处理对跟骨骨折术后感染的意义[J].中国中西医结合外科杂志,2016,22(1):21-23.

[4]　王淑娟,陈丽萍.锁定钢板外固定治疗伴有严重软组织损伤胫骨骨折病人的护理[J].护士进修杂志,2015,30(4):322-323.

[5]　梁燕,王小琴.封闭负压引流术治疗下肢骨折骨外露伴大面积软组织损伤患者的护理[J].护理学报,2011,18(3B):38-40.

第十二节　肩袖损伤

查房内容:肩袖损伤后的康复训练指导
查房形式:三级查房
查房地点:骨科关节病区
参加人员:护士长、责任护士小张、护士小陈、护士小朱、护士小栾、护士
　　　　　小章、护士小吴、护士小赵、护士小杨、护士小陶、进修护士小
　　　　　陈、实习护生小王、实习护生小马

护士长:各位同事,大家好,今天我们查房的主题是肩袖损伤(rotator cuff injury),此疾病是肩外科的常见疾病,也是引起肩关节疼痛的主要原因之一,近年来,随着关节镜微创手术技术的不断成熟和发展,关节镜下肩袖损伤修复手术已逐步取代了传统的切开手术,成为治疗肩袖损伤的主要手段,今天我们对患者王阿姨进行 1 次床边教学查房,以使大家掌握本病的护理及康复训练,并对患者进行指导,首先请责任护士小张汇报一下病史。

责任护士小张:患者王某,女,67 岁,于 3 个月前不慎摔倒致右肩着地后疼痛剧烈不能上举,当时于外院检查示"右肩关节半脱位"予以手法复位后仍感活动受限,为进一步治疗,门诊就诊,诊断为右肩袖损伤、右肩关节半脱位于 2013 年 4 月 29 日入院。入院后完善各项常规检查,于 2013 年 5 月 3 日在全身麻醉下行右肩关节镜下探查＋肩袖修补＋肩峰成形术。手术后安全返回病房,带回外周静脉置管 1 根接静脉镇痛泵,尿管 1 根,鼻吸氧 1 根,以 3L/min 持续氧气吸入中,伤口敷料外观无渗血,患肢肩肘关节悬吊带固定且垫软枕抬高,另给予预防感染、保护胃黏膜、镇痛、镇吐等对症治疗,密切观察生命体征。术后第 2 天患肢肿胀为(＋),补液输入中,暂无不良反应,疼痛评估为 2 分。今天是术后第 3 天,静脉镇痛泵已停,疼痛评估为 1 分,尿管昨日已拔,自行排尿,吸氧已停。无不适主诉。现患肢肩肘关节悬吊带固定且垫软枕抬高,患肢肿胀仍为(＋)。

护士长:病史回答简单全面,那么你针对此患者,提出什么护理问题?

责任护士小张:针对此患者我提出了以下 3 个问题。①知识缺乏:对

肩关节知识的不足;②肢体活动受限:与术后患肢制动有关;③肿胀:与手术组织损伤有关。

护士长:我认为这三个护理问题提的还是比较确切的,针对这三个护理问题责任护士小张也有相应的护理措施,在这里我们不再重复。我们知道,肩关节是人体大关节中活动度最大的感觉复杂关节,由 3 块骨(锁骨、肩胛骨和肱骨)、4 个关节(肩锁关节、胸锁关节、肩胛胸壁间关节和盂肱关节)及连接它们的肌肉、肌腱和韧带组成。正常情况下肩部的四个关节同步运动,保证上肢运动的顺畅、协调。其中盂肱关节是人体活动范围最大,骨性约束最小的关节,它是一种球(肱骨头)窝(肩胛盂)关节。"球"(肱骨头)相对较大,而"窝"(肩胛盂)相对较浅,这与球座上的高尔夫球相似,从而使得盂肱关节获得了最大的活动度,但这也使得肩部易于受伤而产生不稳定。盂肱关节主要依靠关节盂唇、盂肱韧带、肩袖和肱二头肌长头腱等软组织来获得稳定。肩关节最大的特点是肱骨头大而关节盂浅而小,关节囊薄而松弛,关节活动范围大,遭受外力机会多,所以张阿姨跌倒致右肩关节脱位,那么张阿姨脱位后引起肩袖损伤,什么叫肩袖呢?

护士小朱:肩袖(rotator cuff)是由冈上肌、冈下肌、肩胛下肌、小圆肌的肌腱在肱骨头前、上、后方形成的袖套样肌样结构。肌腱均起于肩胛骨,止于肱骨近端,包绕并维持肱骨头稳定,并控制肩关节的旋转。在肩主动抬起过程中肩袖肌腱通过下压肱骨头使得上肢抬起,而肱骨头仍位于关节盂内。

护士长:我们在医疗诊断上经常看到肩袖损伤,那什么是肩袖损伤呢?

护士小赵:肩袖损伤也称肩袖损伤性肌腱炎,指肩峰下滑囊炎、肩袖肌腱炎而言。原发损伤一般主要是在肩袖肌腱,主要是冈上肌肌腱,有时肩胛下肌、小圆肌、冈下肌也同时累及,以后继发滑囊炎或在损伤的同时累及滑囊、肌腱下面的软骨。

护士长:对的,所谓的肩袖损伤就是肩袖肌腱的撕裂,那么有哪些因素可能造成肩袖损伤呢?

护士小杨:我认为有以下几个方面原因,一是急性创伤,如跌倒、投掷、上肢牵拉等;二是反复过度使用,如从事需要上举过顶动作的职业及上肢过顶运动,例如棒球、排球、网球和游泳;三是解剖因素,如钩形肩峰和骨赘形成,摩擦挤压肩袖,造成慢性磨损撕裂;四是老年肩关节脱位患者也可损伤肩袖;五是与年龄相关的退行性改变,肩袖组织脆弱,血供减少,多见于50岁以上的中老年人群;六是合并其他病因,如吸烟、糖尿病、风湿与类风湿、骨关节炎等。患者王阿姨就是因为跌倒引起肩袖肌腱的撕裂。

护士长:很好,知道了肩袖损伤的原因,那我们通过什么证据来评估肩袖发生了损伤?

护士小陈:可以通过以下几个方面来评估:一是反复发作的肩痛,严重者有夜间痛,影响睡眠,不能向患侧睡;二是疼痛主要位于肩部前上方,沿上肢外侧向三角肌止点放射,与关节活动有关;三是肌肉力量下降,特别是试图举起上臂时力量减弱;四是关节活动度可受到不同程度的限制。

护士长:临床上我们除从病史,临床症状来评估外,X线片可显示肩袖损伤的间接征象,包括钩形肩峰、肩袖止点的变化,肱骨头位置上移等。B超或MRI检查也是一个评估手法,诊断正确率达95%,在肩袖损伤后我们如何治疗呢?

护士小朱:肩袖损伤的治疗可以简单地从以下4个方面进行:一是功能锻炼;二是使用镇痛药;三是采用局部封闭;四是关节镜下肩袖修补加肩峰成形术。

护士长:我们在听教授查房后知道肩袖损伤后自身无法愈合,可以通过小朱护士说的方法进行治疗,那么我想知道,怎样来指导患者进行功能锻炼呢?

护士小栾:我知道早期的"爬墙""滑轮"等锻炼会加重肩袖损伤,所以锻炼可以分为三阶段:第一阶段(<6周)时期可采用吊带制动加被动外旋运动;第二阶段(7~12周)时期可采用伸展运动,仰卧位对侧上肢辅助被动过顶上举,滑轮,爬墙;第三阶段(13周至6个月)时期要采用肌力训练,逐步恢复运动,抗阻外旋,抗阻内旋,单臂滑动,肱二头肌屈曲等方法进行锻炼;6个月以后才可以恢复无限制的活动。

护士长:回答的不错,大家注意,这第一、第二阶段属于早期功能锻炼,后面我们还会继续讨论。另外,患者在功能锻炼前最好先热敷,锻炼后再冰敷,这样可以减轻疼痛和消除患肢的肿胀,在镇痛方面,我们可以使用非甾体消炎药如塞来昔布等,还可以使用双氯芬酸(扶他林)软膏外用。有文章提出使用中药熏洗,认为可以起到疏通腠理、调畅气血、祛风除湿、消肿镇痛作用。刚刚朱护士提到了可以采用封闭治疗,那么请告诉我们封闭注射的部位? 封闭注射时应该注意什么?

护士小朱:封闭注射部位在肩峰下滑囊,二头肌腱沟,肩锁关节处,在

1 次效果不佳可以在 1 周后再次注射,3 次效果不佳或复发,就应考虑手术治疗。

护士长:不错,在锻炼和非手术治疗效果不佳时,应采取关节镜下微创手术,那么,我们行肩关节镜术术前注意什么呢?

护士小吴:除了进行骨科手术常规准备以外,要进行重点准备的内容有 ①功能锻炼指导:悬摆运动、爬墙运动;②手术野皮肤准备:上至颈部,下至肘关节,前面至胸骨,后面至脊柱,包括腋窝的皮肤。

护士长:很好,皮肤准备和功能锻炼指导是我们术前做的重点工作,别忘记提醒医师手术部位的标志,这点也很重要。肩袖损伤手术治疗可分为:①肩峰成形术,主要是肩峰下滑囊切除、松解喙肩韧带、去除肩峰前下表面部分骨质;②肩袖修补术;③肩峰成形＋肩袖修补术。具体的手术,大家若有兴趣我可以请汪教授来给大家详细讲解,接下来迎来了我们这次查房的重点内容,肩袖损伤后的康复训练指导。肩关节镜术后患肢应如何放置?

护士小朱:肌腱愈合一般需要 6～8 周,术后肩关节一般被动置于外展休息位,但时间和角度有所不同。外展位可降低缝合部位的张力,使其更好的愈合,所以肩袖损伤患者我们常规会使用肩肘关节悬吊带固定且垫一软枕抬高肩部,使肩关节保持外展位。

护士长:小朱护士提到了患肢外展休息位是不是我们平常说的功能位,那么肩关节的功能位是什么?

实习护生小王:肩关节的功能位应是外展 45°,前屈 30°,外旋 15°。

护士长:好的,我们了解了术后患肢放置的位置,对于患肢我们还需要有什么观察呢?

实习护生小马:术后需要观察患肢的末梢血循环,如手指的感觉、活动情况,有无肿胀、发绀、麻木、剧痛、发冷、桡动脉搏动异常等情况,同时还需观察手术部位的渗血情况,发现异常及时报告医师处理。

护士长:刚刚责任护士小张汇报病史中提出,患肢肿胀为(＋),那么肿胀如何判断,有何标准呢?

实习护生小王:护士长,这个问题昨天教员刚讲过,肿胀程度判断:轻微肿胀可描述为(－);皮肤肿胀但皮纹存在描述为(＋);肿胀明显皮纹消失描述为(＋＋);极度肿胀,皮肤上出现水疱描述为(＋＋＋)。

护士长:实习同学小王回答得很好,我们根据小王护士回答的标准看一下,张阿姨患肢的肿胀程度,大家看一下,张阿姨的上肢确实肿胀但皮纹可以看到,可以判断描述肿胀为(+)。那我们如何来预防呢?

护士小陈:我来回答一下,术后除了常规患肢抬高,指导患者早期进行功能锻炼,还可以使用冰袋冰敷。

护士长:好的,冰敷确实可以消肿,那么谁来详细回答一下冰敷的作用是什么?

护士小章:冰敷的作用一是止血:冷敷时能使皮下血管收缩达到止血目的。二是镇痛:局部冷敷能抑制组织细胞及神经末梢的活动而减轻疼痛,还能收缩血管,减少局部血流量,从而减轻对神经末梢的压力。三是消肿:冰敷可使血管收缩而阻止血液流入周围组织,待冷敷停止后,血液恢复正常时,受伤部分的机体已经进行了修补和凝血,因此能减轻局部发绀肿胀。

护士长:回答的不错,早期使用冰袋冰敷有利于止血、消肿、镇痛,术后患侧肩关节冰敷48~72小时,每2小时更换1次冰袋,我们看一下,张阿姨这个冰袋还是很冰的,张阿姨感觉怎么样啊?

患者张阿姨:冰袋冰着感觉挺舒服的,比我手术前的疼痛好多了,护士长,我接下来该怎么锻炼?

护士长:张阿姨,我们马上要详细和您讲解术后锻炼的重要性和方法,大家知道,手术治疗肩袖损伤,主要是恢复肩关节的功能,疗效取决于多种因素。肩袖是肩关节的稳定结构,也是肩关节的动力结构,肩袖术后易形成粘连、短缩、瘢痕,所以功能锻炼非常重要。早期的功能锻炼的目的是促进血循环,加速机体新陈代谢,减少并发症,加速伤口愈合,并能促进机体肿胀消退,防止肌萎缩,防止关节粘连,但是必须在医师或护士的指导下进行,有谁告诉我早期功能康复应该遵循的原则有哪些呢?

护士小陶:康复治疗遵循以下原则。第一是个体化原则:由于患者体质、病情、心理素质主观功能要求、手术情况等各异,术后的康复治疗没有统一模式,应因人而异。第二是全面训练原则:人体的功能障碍系器官、多组织、多系统功能障碍的综合,因此必须兼顾患者全身及其他部位的康复。第三是循序渐进原则:一般患者的关节本身及其周围组织都有相同程度的病变,所以患者的功能只能逐步恢复,切忌操之过急,以保证身体对运动负荷或相关治疗的逐步适应,避免康复治疗中不应有的损伤发生。第四是持之以恒原则:维持效应的唯一方法是持续进行运动治疗。第五是主动参与原则:运动时,患者的主观能动性或主动参与是运动疗效的关键。

护士长：很好，阿姨知道早期功能康复锻炼的原则后一定会好好配合进行锻炼的。早期功能康复锻炼分为以下几个阶段：第一阶段是术后 3 周内；第二阶段是术后 3～6 周；第三阶段是术后 6～8 周；第四阶段是术后 8～12 周，以上各个阶段的康复锻炼我们请护士小杨给张阿姨床边演示一下。

护士小杨：张阿姨，您现在是早期康复锻炼的第一阶段，也就是术后 3 周内期间，我现在讲讲您应该做的锻炼项目。您现在可以锻炼的是主动活动腕、肘关节，下面几个动作您看看。①掌屈背伸：患肢腕关节缓慢背伸至极限，然后缓慢屈曲至极限，一伸一屈为 1 下，每次运动 12～36 下，2～3 次/日；②左右摆掌：患肢五指伸直，手掌向尺侧、桡侧来回摆动，一来一回为 1 下，每次 12～36 下，2～3 次/日；③肘部旋转：健手扶持患肢上臂以制动患肩，逐渐旋转肘关节，旋前旋后为 1 下，每次 12～36 下，3～5 次/日；④肘部屈伸：健手扶持患肢上臂以制动患肩，逐渐伸肘屈肘活动，一伸一屈为 1 下，每次 12～36 下，3～5 次/日，术后第 2 或第 3 周，训练时卸下支具，您就要开始做被动活动肩关节和肩胛骨稳定性练习。

具体方法是①钟摆运动：患者身体前屈（弯腰），双手下垂（或健手扶桌），做前、后、左、右摆动及顺、逆时针画圈，5～10 次/日。训练时确保这项运动是被动的，由躯干发动并带动肩关节在不同平面做小弧度运动。②被动前屈练习：仰卧位，患侧上肢处于外展 30°～45°，健侧手抓住患侧前臂，在健侧上肢的辅助下被动抬高患肢，活动度锻炼 3～5 次/日，训练时避免疼痛。③被动外旋练习：仰卧位，患侧上肢处于外展 30°～45°，上臂下垫毛巾卷，使肱骨头保持肩胛骨平面，健侧上肢横握治疗棒，辅助患肩进行外旋活动，该练习须在无痛及限制的活动度内进行。④徒手肩胛骨抗阻松动术：患者侧卧位，健侧朝下，医师协助患者进行肩胛骨的前伸、后缩、抬高和压低运动，训练到一定程度后徒手施加轻柔阻力，进行抗阻力肩胛骨活动。

患者张阿姨：我基本上掌握了这些锻炼的方法，以后我会加强锻炼的。

护士长：很好，张阿姨，第一阶段锻炼时需要注意的方面，一是在训练之外使用支具外展，休息位悬吊制动；二是禁止主动活动术侧肩关节；三是避免超出医师规定的活动范围。虽然患者还处于伤后第一阶段，我们还是想利用今天的查房来给患者做一个下一阶段的康复锻炼的学习。小陈，你对阿姨做一个早期康复锻炼第二阶段的康复锻炼宣传教育。

护士小陈：好的。张阿姨您好，早期康复锻炼第二阶段是术后 3～6 周，这一阶段属于中度保护期，一般在家自行锻炼，本阶段的主要康复目的是继续第一阶段的练习，改善关节活动度，减轻术后疼痛，并开始轻柔地进行肩袖肌群和三角肌的主动活动。活动内容以前屈和外旋为主，避免主动抬手臂。我给您演示。①主动前屈练习：仰卧位，患侧上肢处于外展 30°～45°，主动抬高患肢，如果吃力可在上方置一滑轮，在重物或健肢的助动下上举患肢，3～5 次/日，逐渐增大锻炼活动度，训练时避免疼痛；②爬墙练习：面墙站立，患侧手扶墙面，手指向上攀爬，循序渐进。每次 10～20 个往返，3～5 次/日；③肩袖肌群等长收缩：患者仰卧位，肩关节外展 30°～45°，上臂远端下方垫一枕头或叠起的毛巾，在各方向上施予前臂轻柔阻力，使患者进行抗徒手阻力的节律稳定性练习，引发肩袖肌群的轻度等长收缩；④三角肌等长收缩练习：站立位，腋下肘内侧垫一毛巾卷，使手臂有轻柔的外展（改良中立位），屈肘 90°侧肩靠墙，抗墙壁阻力外展，进行三角肌和肩袖肌群的抗阻力等长收缩。

护士长：早期康复锻炼第三训练阶段，也就是进入术后 8～12 周，这一阶段为肌力增强期，张阿姨，这一阶段患肢的外展支架已拆除，要恢复全范围的肩关节活动度，但所有的训练均保持在肩关节平面以下。小吴，知道这一阶段应该教患者做怎样的训练。

护士小吴：一是屈肘展肩：以上臂为转动轴，前臂沿水平位尽量内收和外展。一收一展为 1 下，每次 12～36 下，3～5 次/日；二是内收探肩：患肢屈肘，用健肢扶托患肢肘部，使患肢内收，患侧手尽量探摸健侧肩部，并逐渐向后探摸健侧肩胛部，还原复位后重复上述动作。每次 12～36 下，3～5 次/日；三是外展指路：患肢伸直向前抬起呈水平位，然后外展 90°后复原，每次 12～36 下，3～5 次/日；四是爬墙练习：面墙站立，患侧手扶墙面，手指向上攀爬，循序渐进，每次 10～20 个往返，3～5 次/日；五是被动外展外旋：仰卧位，患侧上肢处于外展 90°，上臂下垫毛巾卷，使肱骨头保持肩胛骨平面（约与床面成 30°），健侧上肢横握治疗棒，辅助患肩进行外旋活动，该练习须在无痛及限制的活动度内进行。六是内收探肩：仰卧位使肩胛骨固定，患肢置于胸前尝试搭健肩，同时健肢辅助下向内侧牵拉。

护士长：除了以上三个阶段的训练外，还有其他什么建议吗？

护士小赵：还有第四阶段的训练，也就是术后 12 周以后，这是肌力强化期，本阶段的康复目标是解决活动度受限问题，使肌力和柔韧性达到正常水平,尤其是注意后关节囊的牵伸锻炼。关节囊和韧带的柔韧度和稳定性恢复后才可尝试上举运动。术后 12 周就可以进行抗阻力练习,抗阻力练习和牵伸练习一直要持续至术后 1 年,使肌力达到最大,获得最佳的疗效。联合动作练习肩关节的活动。具体训练方法有①继续后关节囊牵伸:患者侧卧位,肩关节前屈 90°,健侧手抓持并稳定患肢,靠身体重力进行后侧关节囊的牵伸,力量逐渐增大,以不诱发严重疼痛为宜;②划船动作或做游泳动作练习:通过此动作可以把内收、外展、内旋、外旋、前屈、后伸及上举等多方面动作联合起来练习肩关节的活动 3 次/日,每次 20 分钟;③哑铃锻炼:患肢持 2～3kg 的哑铃行肩关节外展、上举练习,可以随着音乐的节奏进行锻炼,8 节为一组,1～2 次/日。以至达到恢复无限制的活动。

患者张阿姨:谢谢你们讲得这么详细,一边讲一边做给我看,现在我会记得很牢,但是出院后我可能会忘记很多,不过没事,汪教授给了我一本关于肩袖损伤关节镜治疗后的康复锻炼手册,我可以对照手册进行锻炼。

护士长:张阿姨,术后 3 个月内首要目的是恢复肩关节的活动度,完成康复需要 6 个月以上,有些患者可能需要更多时间来恢复肌肉力量,完成愈合过程,所以张阿姨您要通过合理有效的康复及锻炼,才能最大程度恢复肩关节的功能,希望您能定期到汪教授门诊复查,以便给您更好的建议,我们小张护士也会定期与您联系,询问您恢复情况的。

患者张阿姨:谢谢你们这些护士,我真的好开心,我的肩比手术前好多了,也不痛了,早知道就应该早点来手术了,接下来就是自己要好好锻炼,希望能尽快恢复正常。

护士长:张阿姨不用客气,也不用着急,您的康复及满意是我们所有护士最大的心愿,通过这次查房我们大家也学到了很多知识,希望大家回去能好好整理及归纳,特别是肩袖损伤术后康复锻炼的方法,锻炼前一定咨询医师,然后进行宣教,让患者尽快恢复肩关节的正常活动。

(钱卫琴　巩向丽)

主要参考文献

[1]　牛茹,那键.分阶段康复锻炼对创伤性肩袖损伤术后患者肩关节功能恢复的影响[J].护理学杂志,2016,31(18):89-91.

[2]　唐炬,朱伟.肩袖损伤经关节镜辅助小切口和全关节镜肩袖修补的疗效比较[J].

生物骨科材料与临床研究,2016,13(1):17-20.

[3]　庞剑剑,真启云.关节镜下单排铆钉固定修复肩袖损伤患者的康复护理[J].护理
　　　学杂志,2014,29(22):78-80.

[4]　赵伟,刘钢,张静萍.肩峰骨折合并肩袖损伤的治疗及护理[J].护士进修杂志,
　　　2012,27(9):812-813.

[5]　付佳,高凡,李鸿艳.关节镜下双排缝线桥技术治疗全层肩袖损伤患者的康复护
　　　理[J].护士进修杂志,2016,31(13):1213-1216.

第十三节　脊柱侧弯(一)

> **查房内容:**脊柱侧弯患者术前康复指导
> **查房形式:**三级查房
> **查房地点:**骨科三病区
> **参加人员:**护士长、责任护士小崔、护师小张、护师小马、护师小申、护士小王、护士小柴、实习护生小姜

　　护士长:早在公元 131～201 年,古希腊医师 Galen 第一次提出脊柱侧弯(scoliosis)的概念。脊柱侧弯又称为脊柱侧凸,是指脊柱的一个或数个节段在冠状面上偏离身体中线向侧方弯曲,形成一个带有弧度的脊柱畸形,通常还伴有脊柱的旋转和矢面上后突或前突的增加或减少。脊柱侧弯是脊柱最常见的三维畸形,国内外发病率为 2%～4%,女性尤其多见,女性与男性的比例为 4:1,19 床小陈就是一个脊柱侧弯的患者。

　　责任护士小崔:小陈,你好! 昨晚休息得怎么样?

　　患者小陈:挺好的,谢谢阿姨!

　　责任护士小崔:我是您的责任护士小崔,在您住院期间有我负责您的康复和护理,有什么不舒服的,一定要及时告诉我啊。今天护士长带领大家来到您的床边做一次教学查房,这次教学查房的目的是让您和您的家人及我们护士对于脊柱侧弯这个疾病有一个更深刻的了解,做好脊柱侧弯患者术前指导,促进早日康复,现在对您的病进行检查、查房,您看可以吗?

　　患者小陈:好的,我也想知道自己为什么会得这个病? 听汪医生说我是特发性脊柱侧弯。

护士长：是的,特发性脊柱侧弯(IS)是指脊柱有侧弯及旋转畸形,而无任何先天性脊柱异常或合并有神经肌肉或骨骼疾病,是最常见的结构性脊柱侧弯,占脊柱侧弯总数的 80% 左右。目前我科在治疗特发性脊柱侧弯也有一些特色,吸引了不少这样的患者,到我们医院来治疗应该是一个很好的选择。下面我们就请责任护士小崔详细介绍一下患者小陈的病史。

责任护士小崔：好的,患者陈×,女性,13 岁,脊柱侧弯。患者于 2011 年偶然被家长发现后背部后凸,就诊当地医院行 X 线检查后诊断为"脊柱侧弯",因年龄小,未行特殊处理。此后,定期复查,曾至湖南省人民医院就诊,并行支具治疗。侧弯仍不断加重。近期患者出现运动后憋气、胸闷等症状,无腰背部疼痛、无四肢疼痛、麻木无力,现为求进一步治疗来我院就诊,门诊以"脊柱侧弯"收入我科。患者自发病以来精神、饮食、睡眠正常、大小便正常、体重无减轻。患者有哮喘病史 10 年,间断喷雾剂治疗,无消化、循环系统疾病病史,无外伤及手术病史,有输血史。患者对青霉素、乙醇、花粉过敏。入院查体：发育正常,营养良好,面容正常,自主体位,轻度跛行步态,神志清楚,语言流利,检查配合。专科查体,颈部生理曲度存在,局部无叩压痛,颈椎活动正常。双上肢外观正常,肌肉无萎缩,肌力正常,皮肤感觉良好。背部皮肤正常、无皮疹、色素沉着及异常毛发生长。脊柱胸段向右侧弯曲,右侧背部隆起呈"剃刀背"畸形,较左侧高约 3cm,骨盆向右倾斜,左侧髂前上棘较右侧高出 1cm,双下肢肌力正常,皮肤感觉良好。双侧膝腱反射活跃,双侧跟腱反射正常。双侧 Babinski 征可疑阳性。腹壁反射正常,会阴区感觉正常,肛门括约肌反射正常。患者身高 150cm,坐高 80cm,体重 45kg。患者入院后给予积极心理护理及术前检查,肺功能锻炼、唤醒试验训练及床上排便训练等术前宣教和指导。

护士长：通过责任护士小崔介绍,大家对小陈的病情有了大致的了解,对于病史大家还有什么补充的?

全体护士：没有。

护士长：青少年特发性脊柱侧弯(adolescent idio-pathic scoliosis, AIS)是脊柱侧弯中最为常见的一种类型,初诊年龄为 10～18 岁未成年患者,占特发性脊柱侧弯的 80% 左右。关于 AIS 的病因,已有的研究基本上分为基因遗传因素、神经系统功能异常、生物化学因素和生物力学因素。脊柱侧弯多发生于患者脊柱的胸段和胸腰段。在结构性脊柱侧弯时,脊柱有旋转畸形,致使脊柱凸侧的肋骨向后突出,胸廓畸形,肋骨角的角度增大,使后胸壁形成一条嵴状隆起,如剃须刀,称为剃刀背畸形。这位小陈姑娘查体时可以见到脊柱胸段向右侧弯曲,右侧背部隆起呈"剃刀背"畸形,较左侧高约3cm。

患者小陈:听汪医生说脊柱侧弯矫形手术创伤大,术后还有可能出现并发症,我心里还真有些紧张!

护士长:小陈,不必紧张,目前脊柱侧弯矫形手术是治疗脊柱侧弯最有效的方式之一,虽说手术难度高、创伤大,血管、神经解剖结构复杂,临床术后并发症常涉及各系统、多器官,但是通过护理干预的确能有效的降低和预防术后并发症的发生。因此,充分的术前准备、术前指导至关重要,它是确保减少术后并发症的基础。今天我们主要查房的内容也是针对你术前准备进行讨论,告诉你我们需要为你做哪些术前指导。小崔,你先说说。

责任护士小崔:对于脊柱侧弯患者我们首先关注的应该是患者的心理护理,由于患者正处于青春期这个敏感的时期,脊柱的畸形外观使患者易产生自卑心理,导致患者的心理成长和社交障碍。应针对青少年特有的心理,给予患者及时的心理呵护,调动其对术后良好身形的美好向往,从而增强对手术的信心,使之积极配合治疗。

患者小陈:是的,当我发现自己的后背出现了鼓包,心里难受极了,也开始慢慢不和同学们在一起出去玩了。

护士长:由于侧弯畸形孩子长期不愿与外界接触,严重影响患者的心理和生理健康,经过我们的心理干预再听听小患者的感受吧?

患者小陈:刚入院时我很怕做手术,经过崔阿姨的耐心讲解,让我和爸爸妈妈清楚了术前训练的步骤、目的,同时给我们介绍成功个例,看对比照片,鼓励我与同病房脊柱侧弯的术后患者多交流,看到和我一样的哥哥姐姐一个个康复出院,我现在也希望自己能早日手术回到同学和朋友们的身边。

护士长:在与孩子沟通的同时我们还要做好家长的沟通工作,共同帮助患者恢复自信心,以积极的心态带动孩子。家长通常有两方面的担忧,一是害怕手术失败,我们可以通过严谨求实的工作态度和成功的病例来取得家长的信任;二是家长担心治疗费用过高,我们要及时发放每日费用清单,确保收费准确,同时为经济困难的家庭提供援助机构的信息,以减轻患儿家庭经济负担。更重要的是做好术前准备,减少并发症的发生就可以大大降低患者住院费用,减少家长的担忧。

护士小王:哦,以前我忽视了家长的心理护理,在以后的工作中我一定要注意观察家长的心理变化,缓解家长的焦虑,让他们以最积极心态面对孩子。

护士长:由于脊柱侧弯与胸廓畸形可使胸容量变小、活动受限,发育不良,从而影响心肺功能。张老师您能给我们详细讲解一下如何评估患者肺功能吗?

护师小张:好的,评估肺功能中比较常用的有肺活量(vital capacity, VC)测定,它是指在不限定时间的情况下,一次最大吸气后再尽最大能力所呼出的气体量,这代表肺一次最大的功能活动量,是反映人体生长发育水平的重要功能指标之一,在一定意义上可以反映呼吸功能的潜在能力。成年男子肺活量约为 3500ml,女子约为 2500ml。壮年人的肺活量最大,幼年和老年人较小。脊柱后凸,胸膜增厚,渗出性胸膜炎或气胸等,可使肺扩张受限,肺活量减小。因此,肺活量明显减小是限制性通气障碍的表现。由于肺活量的测定方法简单,重复性较好,故是健康检查常用的指标。小陈姑娘有运动后憋气、胸闷等症状,加上手术各种因素会出现肺功能下降,手术前通过肺功能锻炼能帮助进行储备代偿,防止术后肺功能下降导致并发症的发生。

护士小柴:那么张老师您能讲讲在临床工作中我们如何指导患者进行肺功能锻炼吗?

护师小张:好的,其实肺功能锻炼也就是通过呼吸功能训练促进肺扩张,增加肺活量,提高有效肺通气,改善肺功能,使患者在术后早期能有效地清除呼吸道分泌物,保持气道通畅,促进肺复张,预防肺部感染。特别是胸段侧弯的患者,肺部并发症的可能性更大,因此,很有必要进行肺功能锻炼。

护士长:肺功能训练要因人而异,接下来让小陈自己告诉我们她是如何进行肺功能训练的?

患者小陈:是这样的,崔阿姨教我吹气球或吹瓶子,5 次/日,每次15min;还有咳嗽练习、爬楼梯等。具体方法是取坐位或立位,先吸一口气,然后尽力将肺内气体吹入气球内。二是让我做深呼吸运动:平卧,让我做最大努力吸气,阿姨将双手置于我胸部高 1cm 处,扩胸以胸部触及双手掌心,呼气时用双手向前挤压前胸部和腹部,抬高膈肌,帮助呼出残气。三是让我咳嗽:先深吸一口气,在吸气后屏气片刻然后使劲咳嗽,将气道内痰液咳出。四是让我爬楼训练:在爸爸妈妈的陪同下,从楼梯底层爬到顶层,再从顶层爬到底层。五是让我呼吸训练:用鼻吸气、呼气。深吸气(鼓起腹)3～5秒,屏息1秒,然后慢呼气(回缩腹)3～5秒,屏息1秒。一呼一吸掌握在15秒左右。以上训练方法以不疲劳为限,阿姨我说得不错吧!

护士长:小宝贝,你训练得非常好!掌握肺功能训练的方法很全面,有时我们在给小患者指导时,对方就是不明白怎么做,这该怎么办呢?

护师小张:由于患者理解能力不同,我们还可以采用示范、观看健康指导光盘、做游戏等多种形式进行,从多角度不断加深印象,确保训练有效,并为患者设定预期目标,以打分的方式,激励患者完成训练计划,确保患者术中安全及术后康复。

护士长:很好,大家都知道侧弯矫形手术创伤大,尤其是对于截骨的患者无异于一次术中大换血,所以术前的备血很重要。临床常采用何种方法备血?其优点又是什么呢?

责任护士小崔:我们常采取预存自体血的方式(体弱、贫血者不适用),一般我们术前备血2000～3000ml。即术前采自体血1～2次,每次间隔1周,每次取血200～400ml以供术中回输。其优点是减少了大量异体血输入可能引起的输血反应及血液传播性疾病的发生,刺激骨髓造血细胞的活性。

护士长:我们知道矫形侧弯手术时间较长,需要通过体位训练后才能采取相对舒适和可耐受的俯卧位,便于手术部位的显露和术者操作,如果术前没有给予细致的卧位训练,对于术后康复就会带来很多不必要的麻烦。另外手术后由于体位改变,患者拔除尿管后无法排尿。所以术前卧位训练、大、小便训练很有必要。小陈,崔阿姨平时是如何教你进行体位训练的,能给我们具体说说并示范一下吗?

患者小陈:阿姨让我从三个方面练习。①训练俯卧位以适应术中体位:取头面部及颈部相对舒适和可耐受的俯卧位,术前每天训练2次,每次至少1h,以后逐渐延长俯卧时间。②仰卧位排便训练:每天定时训练仰卧位排便,方法:每天早晨定时训练屈膝仰卧位排粪便1次,床头适当抬高(避免脊柱成角),深呼吸双手压腹,向下屏气用力,也可同时配合腹部热敷,由右向左沿着顺时针方向按摩腹部,训练时让我放松心情,用同样的方法,每日训练床上排尿3次。③侧卧位轴线翻身训练:指导我术后翻身时,保持脊柱成一直线,避免术后翻身不正确导致疼痛加重或出现松钉、断棒等并发症发生。

　　护士长:小陈真聪明,在这么短的时间能够掌握体位训练方法,这与小崔的术前指导也是分不开的。

　　实习护生小姜:轴线翻身就是翻身时保持脊柱在一条直线上,避免脊柱屈伸,那具体操作方法又是什么样的呢,老师能给我们演示一下吗?

　　护师小马:好的,小陈,你能配合我一下吗?

　　患者小陈:好的,你说吧我该怎么配合。

　　护师小马:谢谢,现在麻烦你先平卧,咱们都来学习一下如何轴线翻身。所谓的轴线翻身就是翻身时保持脊柱在一条直线上,避免脊柱屈伸。我们将患者双手放在胸前,协助患者对侧屈膝,护士一手托肩,一手托臀,双手同时用力轴线翻身成 45°侧卧,避免脊柱屈伸成角,颈、背、臀后置枕以保持卧位、增加舒适,也可借助中单翻身。

　　患者小陈:阿姨,除了护士阿姨来给我翻身,我自己能翻身吗?

　　护师小马:当然可以,手术后第 1 天由我们来协助你翻身,第 2 天根据恢复情况按照轴线翻身的要领只要保持脊柱在一条直线上,主动翻身要比被动翻身更能促进术后恢复。

　　患者小陈:阿姨,我从现在开始一定要多练习以便以后早日康复。

　　护士长:脊柱侧弯矫形术后疼痛明显,在术前应教会患者自我评估的方法,以便我们采取必要的干预。小崔你能给我们介绍一下你是如何对患者进行术后疼痛程度的评估的指导?

　　责任护士小崔:好的,我们现在选用的是数字疼痛分级方法(NRS)作为评估工具,数值为 0~10,可以让患者体会其疼痛在某个数值上进行描述。0 代表无痛;1~2 代表轻度疼痛;3~4 代表中度疼痛;5~6 代表重度疼痛;7~8 代表剧烈疼痛;9~10 代表无法忍痛。

　　护士长:小陈,听崔护士的讲解,你是否理解数字疼痛的表达吗?

　　患者小陈:崔护士讲得特别详细,我基本上都理解。

　　责任护士小崔:小陈,你不要急,以后我还会慢慢给你细细的讲解,直到你完全掌握能够准确表达自己术后的疼痛数值。

　　护士长:除了在术前要做好患者心理护理、肺功能的锻炼、卧位训练及有效翻身方法外,还要密切观察手术是否损伤神经,术前指导内容还有对患者做"唤醒试验"训练的指导,这非常重要! 小崔,你详细的给大家讲讲什么是"唤醒试验"?

　　责任护士小崔:脊髓损伤是脊柱侧弯手术中至今未能完全避免的少见而又严重的并发症,唤醒试验是在麻醉状态下术中唤醒早期发现是否有脊髓损伤、受压情况,避免因术中脊髓损伤发生截瘫最重要的试验。一般在术中、缝合切口之前一定要做这一试验。方法是将患者从全身麻醉状态下唤醒,让其配合医师指令进行肢体活动,如果能按医师指令完成动作示脊髓未损伤、受压,反之脊髓损伤、受压需及时调整牵拉角度。因此,术前应向患者讲清该试验的目的和方法。术前训练患者听从命令握拳,做足趾伸屈活动,以便术中在麻醉状态下听从医师的命令动足趾,可及时发现脊髓有无损伤,减少神经系统的并发症。

护士长:好的,小陈,崔护士教你做唤醒试验了吗,你能给大家演示一下吗?

患者小陈:没问题,崔护士已经教过我了,我每天俯卧于床上,闭目,听医护人员口令活动双足及足趾,2 次/日,每次 10 遍。而且每天都来检查(边说边演示)。

护士长:非常好,那么你在手术中听到医师喊你的名字,让你伸屈活动足趾的时候,就像平时练习那样活动足趾。

患者小陈:我一定会的,对了护士长,今天崔护士带我去做牵引了,牵引的作用是什么啊,你能给我讲解一下吗?

护士长:好,术前牵引可松弛关节突、椎间韧带和软组织,增加脊柱弹性,利于术中扩充矫形,并可间接了解患者术后可增长的高度。我科采用多功能牵引床对患者进行胸腰段脊柱的牵引,较传统的牵引方式操作简便、舒适、安全,牵引从入院时即开始,2 次/日,每次 30~60 分钟,持续 2～3 周,以后逐渐增加,以疼痛能耐受为限。

患者小陈:谢谢护士长,现在我明白,原来牵引是为了增加我的脊柱弹性啊,还能提前预测我手术之后增长的高度。

护师小申:术前还要进行肢体功能锻炼指导及肢体运动、感觉情况评估。进行肢体功能锻炼的指导,主要是根据患者的肢体功能情况制订训练计划及内容。术前术后进行肢体关节主动被动功能训练,以主动活动为主,被动活动为辅。术前评估患者双下肢感觉、运动情况,主要包括四肢肌力、肌张力、各种反射、感觉异常平面、包括括约肌的功能及其他症状,以备术后提供对比,评估有无发生术中神经损伤或局部水肿导致的神经受压。

护士长:好,小陈术后的肢体功能锻炼非常重要,你能给我们大家演示一下吗?

患者小陈:好的,我已开始练习了,平卧时抬高双下肢,进行双腿关节、肌肉的主、被动功能锻炼,交替进行,护士在床边记录抬腿高度及肌肉力量情况。

护士长:非常好,患者手术后我们不仅仅要评估患者的感觉运动,还要评估患者肌肉力量的变化,小崔,你给大家说说如何评估患者四肢肌力呢?

责任护士小崔:肌力的检查我们一般采用手法检查,我们来给患者小陈评估一下(边示范边讲解)。嘱小陈做主动运动,注意观察其运动的力量和幅度;然后检查者给予一定的阻力,让小陈做对抗运动,以判断肌力是否正常。依次检查各关节的运动力量,并注意两侧对比。肌力的评定标准如下。0 级:肌肉完全瘫痪,毫无收缩;1 级:可看到或触及肌肉轻微收缩,但不能产生动作;2 级:肌肉在不受重力影响下,可进行运动,即肢体能在床面上移动,但不能抬高;3 级:在和地心引力相反的方向中尚能完成其动作,但不能对抗外加的阻力;4 级:能对抗一定的阻力,但较正常人为低;5 级:正常肌力。

护士长:回答得很好,关于术前准备大家还有补充的吗?

护士小王:术前 1 天还需要常规进行备血、备皮、皮试,给予详细术前宣教。通知患者术前 12 小时禁食,6 小时禁水,防止患者在麻醉手术中发生呕吐、窒息。

护士长:好的,大家讨论得非常全面。通过这次查房我相信大家已经掌握了脊柱侧弯患者术前准备的内容及目的,进而明确了充分的术前宣教及强化训练,可以预防手术中及手术后并发症。

患者小陈:谢谢,护士长,你们讲解的太详细了,我今天学了很多,明白了术前指导的重要性,我一定好好配合接受手术治疗早日康复。

护士长:相信在我们的共同努力下,你的手术一定会非常成功。今天的查房大家准备得很充分,相信大家也收获了很多知识,感谢大家的配合,再次谢谢小陈的配合。

(贺建华　闫　晶)

主要参考文献

[1]　黄忍,王星,李志军,等.青少年特发性脊柱侧弯的诊治进展[J].中国临床解剖学杂志,2016,34(4):472-475.

[2]　赵大辉,张鹏,汪建国,等.先天性脊柱侧弯与特发性脊柱侧弯对肺功能影响的对比分析[J].吉林大学学报,2016,42(2):326-330.

[3]　陈艳.特发性脊柱侧弯的护理体会[J].护士进修杂志,2013,28(8):723-726.

[4]　黎小霞,张伟玲,肖萍,等.重度脊柱侧弯患者围术期呼吸道护理[J].现代临床护理,2013,12(10):49-52.

[5]　刘燕芳,余宁先,方菊飞,等.脊柱侧弯矫形术后患者呕吐原因分析及护理对策[J].护士进修杂志,2012,27(9):850-851.

第十四节　脊柱侧弯(二)

查房内容:重度特发性脊柱侧弯患者术后胃瘫的护理

查房形式:三级查房

查房地点:骨科二病区

查房人员:护士长、主管护师小赵、护师小霍、护师小李、护师小江、护师小张、责任护士小董、护士小宋、护士小李、进修护士小王、护士小牛、护士小姜、实习护士小王

　　护士长:大家好,脊柱侧弯是一种脊柱的三维畸形,是指脊柱的一个或多个节段在冠状面上偏离身体中线向侧方弯曲,形成一个带有弧度的脊柱畸形,通常伴有脊柱的旋转和矢状面上后突或前突的增加或减少,即包括脊柱冠状位、矢状位和轴位上的序列异常。脊柱侧弯同时还导致心脏、呼吸功能的异常,胸腔、腹腔和骨盆的容积量减小,甚至下肢长度也随之变化,严重影响患者的日常生活质量。今天我们一起学习讨论的是39床患者,曾女士,您好,昨天晚上睡得怎样?

　　患者曾某:很好,谢谢你们,这么关心我。

　　护士长:不客气,这都是我们应该做的。下面我们请责任护士小董介绍一下患者情况。

　　责任护士小董:39床患者,曾某,女性,25岁,未婚,湖南衡阳市人,于2014年9月26日主因后背部隆起11年余,活动后憋气2年余,来院就诊,收入我科。入院时患者发育正常,营养差,面容正常,自主体位,神志清楚,语言流利,语调正常,应答切题,检查配合。体格检查:体温36.4℃,脉搏86次/分,呼吸18次/分,血压120/80mmHg,身高135cm,坐高63cm,体重26kg。入院诊断:特发性脊柱侧弯,肺功能障碍。入院后完善相关检查,CT结果显示:胸腰部向左侧弯曲,胸段cobb角143°,腰

段 cobb 角 84°,后凸 102°,Risser 征 4 级,椎体旋转 111°。

护士长:这类于术创伤大,手术时间长,出血量多,术后需要较长的恢复期,那么脊柱侧弯术后可能会出现哪些并发症呢?请大家回答一下。

护师小江:①脊柱侧弯手术会有神经损伤的危险;②有尿路感染的危险,与术后留置尿管有关;③有切口感染的危险;④有肺不张及发生气胸的危险;⑤有下肢静脉血栓的危险;⑥有胃肠道异常的危险。

护士长:脊柱侧弯术后患者出现胃肠系统不适发病率高,调查显示脊柱侧弯术后常出现胃肠系统的不适,恶心或呕吐的发生率为 80%,腹胀或便秘为 50%~70%。所以脊柱侧弯患者的胃肠道护理成为术后护理的重中之重。现在由责任护士小董介绍一下曾女士在本科的情况。

责任护士小董:曾女士是于 2014 年 9 月 20 日收治的 1 例重度特发性脊柱侧弯患者,术后 10 天出现胃瘫,具体情况如下:

患者于 2014 年 10 月 8 日,在全身麻醉下行脊柱侧弯一期小切口撑开术。6 小时后,术毕安返病房,生命体征平稳。术后禁食、水,术后第 3 天,患者主诉排气,根据全身麻醉术后禁食护理,遵医嘱给予流食。术后第 8 天,患者一般情况良好。双下肢感觉运动好,末梢血供正常,给予静脉补液,镇痛及对症治疗,生命体征平稳。佩戴支具下地活动,无不适感。查体:心肺及腹部无明显异常,双下肢运动良好,末梢血供好。换药时,见切口愈合良好。术后 X 线片检查示胸段侧弯 Cobb 角为 84°,内固定物位置良好。术后测身高为 146cm。

护士长:患者术后 8 天内情况良好,那她是何时出现不适的?

责任护士小董:患者于术后第 9 日,上午主诉腹痛不适,恶心并伴有呕吐,同时出现排便困难。查体:腹部剑突下及右侧腹部压痛、反跳痛阳性。

护士长:曾女士,是这样吗?

患者曾某:是,确实是术后第 9 天开始不舒服的。

护士长:那么当时考虑何种原因?

责任护士小董:考虑胃酸分泌过多导致的刺激症状。

护士长:那么医师如何处理的,结果如何?

责任护士小董:医师对症处理后症状明显好转。但是,于术后第 10 天晚间患者再次主诉出现昨日症状。腹部检查示听诊肠鸣音正常,3~5 次/分,腹部没有明确压痛点。临时给予盐酸异丙嗪注射液、注射用奥美拉唑钠、盐酸甲氧氯普胺注射液后,症状好转。

护士长:考虑还是胃酸分泌过多所刺激的吗? 后续病情发展如何?

责任护士小董:考虑术后肠系膜上动脉综合征症状。术后第 11 天下午 2 时出现腹痛,有恶心呕吐,呕吐物为黄色清亮液体。急查相关血液指标显示中性粒细胞 0.8↑,钠 130.2mmol/L↓,氯 95.1mmol/L↓,淀粉酶 123U/L↑。腹部 CT 检查示胃及十二指肠扩张,腔内见较多液体,局部见气液平面。请普通外科会诊:低氯低钠血症,胃十二指肠扩张。

护士长:脊柱侧弯矫正术后为什么会发生此种情况?

责任护士小董:考虑因脊柱侧弯矫正后,肠系膜上动脉牵拉导致胃肠道蠕动功能下降。

护士长:根据病情给予的相应措施有哪些?

责任护士小董:给予禁食、水,胃肠减压(插胃管)。加强肠外营养支持及补液量。术后 21 天,即行胃肠减压后 10 天,患者一般情况可,拔除胃管,进少量流食后,感觉胃胀不适。偶有恶心,呕吐症状。腹软无压痛。嘱患者增加站立及行走,促进胃肠蠕动,逐渐增加进食量,少量进食。拔除胃管后 1d,患者主诉腹胀不适,同时有恶心、呕吐。再次请普通外科会诊,建议禁食、水,胃肠减压,行上消化道碘水造影,结果显示:胃下垂,胃内潴留液较多、胃蠕动差、排空差。请消化内科会诊,建议口服胃肠动力药物。普通外科医师认为患者是发生了胃瘫。

护士长:胃瘫? 对于此病,我们是十分陌生的,可以详细讲解一下吗?

责任护士小董:胃瘫即术后胃瘫综合征(postsurgical gastroparesis syndrome,PGS)亦称功能性胃排空障碍或胃无力症,是指腹部外科手术后继发的非机械性梗阻因素引起的以胃排空障碍为主要表现的胃动力紊乱综合征,是腹部外科手术,特别是胃部分切除术后较常见的并发症之一。研究表明早发现,早治疗,改善患者的营养状况及调整患者心态可以促进胃瘫患者的恢复。因此,护理人员应掌握胃瘫综合征发病机制、时间及早期征象,采取正确及时的护理措施,对预防疾病发生,促进患者康复都非常有利。

护士长:那医师对患者是如何处理的?

责任护士小董:医师给予相应的对症治疗。医师认为患者胃肠结构已发生变化,功能恢复较差,胃液引流量仍较多。决定通过内固定物调整术,减少侧弯撑开矫形度,适量恢复原有侧弯度数,以利于消化功能结构恢复。患者于 2014 年 12 月 7 日全身麻醉下行脊柱侧弯术后内固定物调整术。

护师小李:精神因素通过影响迷走神经的兴奋性与胃瘫的发生和恢

复密切相关,患者保持良好的心态有利于预防胃瘫发生和促进胃瘫恢复。因此,对于胃瘫患者,除了积极采取治疗措施外,心理干预是十分必要的。由于胃瘫恢复缓慢、持续时间长、病情反复,同时长期留置胃管带来种种不适,患者难免产生焦虑、烦躁、恐惧的情绪。护理人员应积极主动与患者及家属沟通,根据具体情况,将发病的原因、影响因素、治疗方法及预后告知患者,使之正确认识胃瘫这种疾病,消除患者紧张心理,增强战胜疾病的信心。同时诱导患者保持乐观积极的心态积极配合医师的治疗。除此之外,患者还进行了 2 次脊柱侧弯手术。患者第 2 次手术后,减少了侧弯撑开矫形度数,相对矫形效果较第 1 次手术要差,心理难免不愿接受。针对患者特殊的心理状态,在术前耐心解释疾病相关知识及手术必要性、手术目的的同时,给予患者有力的心理支持。此外为患者创造良好的病室环境及语言环境。尽量保证病室舒适,空气新鲜,灯光柔和,仪器摆放整齐。缓解病室内的紧张气氛,适当应用音乐疗法,缓解患者的过度紧张,促使情绪镇静。与患者交流时声音柔和、亲切,做任何操作前,都向患者耐心解释其作用及目的,争取配合。在病室内避免讨论有关患者的病情,随时用好的暗示性和鼓励性语言增强患者战胜疾病的信心。

护士长:术后情况如何?

责任护士小董:患者术后一般情况良好,生命体征平稳。患者主诉腹部不适感较术前减轻。查体,心肺无明显异常。术区敷料洁整,双下肢感觉、运动正常。持续给予肠外营养治疗,保证热量、维生素、补液量等。特请消化内科会诊后认为目前患者胃潴留,胃蠕动差,排空差,建议应加强营养,纠正低蛋白血症、贫血。建议给予铁剂等药物治疗,考虑患者目前禁食,选择静脉营养治疗,补铁补蛋白,不给予口服药物。2014 年 12 月 22 日,即术后第 15 天,患者胃肠减压引流液明显减少,所以遵医嘱将胃肠减压改为间断夹闭。术后第 18 天,给予间断性胃肠减压,每日三餐给予米汤 50ml 胃管注入后夹闭 2 小时开放引流。2015 年 1 月 1 日,即术后 24 天,再次给予上消化道碘水造影,结果较前相比,十二指肠及小肠蠕动增强,造影剂通过顺利。术后 27 天,胃肠减压已无引流物。术后 31 天,进食面条等半流食,未出现腹胀不适。请普通外科会诊后,拔除胃肠引流管。2015 年 1 月 20 日,病情平稳,食量较前增多,无腹胀不适,可顺利排便,停用静脉营养治疗。

护士长:那曾女士你现在还有何种不适?吃东西如何?

患者曾某:现在没有不适了,可以吃一些软食,食欲还好。

护士长:听了小董的汇报,大家对病情应该有所了解,能否分析一下造成胃肠功能异常的相关护理因素?

责任护士小董:我认为与以下因素有关。①患者体质较差,膈肌力量及腹腔收缩力较弱。②术前灌肠不彻底,未排空肠腔内积气和粪便。③进食过早,患者第 3 天开始进食,因胃部撑开程度较大,胃肠蠕动力量弱,导致胃部下垂。

主管护师小赵:我认为脊柱侧弯术后患者胃肠道护理,应与常规全身麻醉手术术后胃肠道护理区分开。此患者行脊柱侧弯矫正术,术前资料显示:胸腰部向左侧弯曲,胸段 cobb 角 143°,腰段 cobb 角 84°,后凸 102°,Risser 征 4 级,椎体旋转Ⅲ°,测身高为 135cm。患者术后资料示:胸段侧弯 Cobb 角为 84°,术后测身高为 146cm。躯干已经明显拉伸,肠系膜上动脉牵拉导致胃肠道蠕动功能下降,因此,术后禁食的时间需要延长至胃肠功能恢复之后才可进流质饮食。

护士长:通过以上讨论,大家已经知道患者有胃肠功能异常,下面讨论与胃瘫有关的护理问题,如何护理呢?

护师小霍:患者应该严格禁食、禁水,持续胃肠减压。

主管护师小赵:要做好胃管护理。①判定胃管位置:放置胃管常见胃管盘曲在咽部或误入气管,引起呛咳,严重者可致呼吸困难甚至死亡,因此正确无误地验证胃管是否在胃内至关重要。②胃管的固定:常规固定法是用胶布或一次性鼻贴固定鼻窦两侧及面颊部,胃管开端反折,用纱布包好,以 T 形夹夹紧,用别针固定于床单上。③留置胃管的长度:常规置入胃管长度为 45～55cm。根据循证护理研究步骤,完善了成年人胃肠减压胃管置入的长度,即一般长度在 55～68cm,但这个长度也并不是绝对的,置管长度与置管对象的性别、年龄、身高、体型、疾病等均有紧密关系,置管时要结合患者实际情况,不能呆板地执行教科书尺度。④胃管留置时间:长期鼻饲患者建议使用硅胶胃管,需要每月更换 1 次,更换时改插另一侧鼻孔,以预防鼻咽黏膜刺激性损伤。⑤保持胃管通畅:每日用 20ml 生理盐水冲洗 2 次,防止胃管因堵塞或胃液黏稠而引流不畅。⑥口腔护理:住院患者在留置胃管期间机体抵抗力降低,导致口腔的自洁作用减弱。因此,留置胃管期间,对意识障碍患者进行口腔护理,对清醒患者嘱其定时刷牙或用漱口液漱口,因早期漱口可改善口腔舒适度促进胃肠功能恢复。⑦胃肠减压期间,每天冲洗胃管保持通畅,并观察记录引流液的量和性状,注意恶心、呕吐的频率,呕吐物的量、性状、颜色、肠鸣音、胃部振水音等,以了解胃排空情况。如每天引流液>600ml,提示胃动力不足。胃液中如有黄色胆汁成分,说明有肠液反流。在禁食、胃肠功能恢复后,才可拔除胃管。

护士小牛:可以给予胃肠蠕动恢复的锻炼。腹部按摩,从升结肠横结肠降结肠单向反复按摩,促进肛门排气。按摩时,由轻至重,再由重至轻,3次/日,每次 15min。教会患者做自主收腹、抬臀、缩肛运动,3～ 4 次/日,每次 5min;卧位以半卧位和右侧卧位为主,能起床后鼓励多下床活动。鼓励患者做肢体伸曲活动,协助变换卧位(改变卧位能避免肌群韧带肌腱的过分牵拉伸长)。行胃肠减压;针灸法刺激肠蠕动。另外,用开塞露纳肛也有助于胃动力恢复。

进修护士小王:也可遵医嘱给予中医针灸疗法——针刺足三里。中医学认为术后胃肠功能异常属“肠结”范畴,因手术因素等致肠腹气机不利,气血凝滞,通降失常,进而出现传化失司,水饮内停而发病。肠道气血凝滞,阻塞不通则痛,胃肠之气上逆则呕,清气不升,浊气不降,气阻于中则胀,传化失司则大便不通。足三里穴,是“足阳明胃经”的主要穴位之一,位于小腿外侧,犊鼻下 3 寸,犊鼻与解溪连线上,浅层布有腓肠外侧皮神经,深层有胫前动、静脉的分支或属支。主治胃肠病证,下肢痿痹,神志病,外科疾病,虚劳诸证。治疗上采用中西医结合,新斯的明兴奋胃肠平滑肌,佐以刺激足三里行气攻下。操作方法为药物处理双侧足三里消毒后,用普通注射器,抽取新斯的明注射液 1mg,刺入每侧穴位 1～2 寸,即1.5～2.5cm,待麻胀感强烈后,抽吸无回血,注入新斯的明注射液 0.5mg。

护师小江:补液,维持水、电解质及酸碱平衡。低钾低钠可抑制胃肠平滑肌收缩,影响胃动力恢复,术后严密监测电解质变化,根据情况及时补充液体。患者因为严格禁食水,所以维持水、电解质及酸碱平衡全依赖于肠外营养。

护士长:患者主要输注的静脉营养治疗药物有哪些?

护士小牛:患者主要输注的静脉营养治疗药物有脂肪乳、氨基酸葡萄糖注射液(卡文)及人血清蛋白。

护士长:卡文在输注中有什么注意事项?

护师小李:卡文注射液为肠外营养药,用于不能或功能不全或被禁忌经口/肠道摄取营养的成年患者。可经周围静脉或中心静脉进行输注。使用前开通腔室间的可剥离封条,使三腔内液体混合均匀,混合液在

25℃下可放置 24 小时。输注速率按患者体重不宜超过 3.7ml/（kg•h）（相当于每千克体重 0.25g 葡萄糖、0.09g 氨基酸、0.13g 脂肪）。推荐输注时间为 12～24h。

护士长：脂肪乳在输注中需要注意什么呢？

护师小张：脂肪乳在使用中，静脉滴注速度最初 10min 为 20 滴/分，如无不良反应出现，以后可逐渐增加，30min 后维持在 40～60 滴/分。

护士长：人血白蛋白注射液在输注中有什么注意事项呢？

护师小霍：人血白蛋白来源于健康人血浆，经两次 60℃、10h 加热灭活病毒处理。一般采用静脉滴注或静脉推注。为防止大量注射时机体组织脱水，可采用 5％葡萄糖注射液或氯化钠注射液适当稀释做静脉滴注（宜用备有滤网装置的输血器）。滴注速度应以每分钟不超过 2ml 为宜，但在开始 15min 内，应特别注意速度缓慢，逐渐加速至上述速度。人血清蛋白一般不会产生不良反应，偶可出现战栗、发热、颜面潮红、皮疹、恶心、呕吐等症状，快速输注可引起血管超负荷导致肺水肿，偶有变态反应。禁忌证有①对清蛋白有严重过敏者。②高血压患者，急性心脏病者、正常血容量及高血容量的心力衰竭患者。③严重贫血患者。④肾功能不全者。

护士长：输注的静脉营养药物多为高渗溶液，大家又是如何保护患者静脉的？

护士小牛：为避免可能发生的静脉炎，建议每日更换输液针刺入的位置。该患者由于病程长，需要长期静脉营养治疗，为有效保护上肢静脉，防治药物对血管的刺激，减少静脉炎的发生，故采取经外周静脉穿刺中心静脉置管。

护士长：对，PICC 的维护也至关重要。谁来说一下如何维护 PICC？

护士小李：第一个 24 小时必须换药。以后伤口愈合良好，无感染、渗血时，每 7 天更换敷料 1 次。如伤口敷料松开、潮湿时，随时更换。如穿刺部位有红肿、皮疹、渗出、过敏等异常情况，可缩短更换敷料时间，并要连续观察局部变化情况。每次更换敷料时应严格执行无菌操作，贴膜要自下向上撕取，并注意固定导管，防止脱管。更换后需要记录日期。在使用 PICC 输液前应用碘仿棉签消毒接头，静脉治疗前后、输血制品、营养液等高浓度液体后，用 20ml 生理盐水进行脉冲式冲管。如输液速度较慢或时间较长时，应在使用过程中用生理盐水冲管，以防止堵管。

护士长：那么患者进食后如何做好饮食护理？

护师小李：循序渐进的饮食计划对胃瘫患者有帮助，少量多餐、以流质为主有利于胃的排空。拔除胃管后应开始进食流质,进食时少量多餐,从 20ml 起逐渐增加至全量流质,增加幅度以保持患者无不适、有食欲为度。流质以不加糖的米汤、菜汤、果汁、红枣汤为主,以免血糖偏高对机体产生影响。全量流质进食 3～5 天后改为半流质,仍以少量多餐、逐渐增加为原则。

护士长:曾女士,现在你觉得如何?

患者曾某:虽然住院时间很长,但是医师护士尽心尽力,我现在对自己病情恢复比较满意。

护士长:由于时间关系,今天的查房就先进行到这里,看大家都做了充分的准备,通过这次查房希望大家以后遇到类似的病例时,能更好地去护理。曾女士,谢谢你的配合,祝您早日康复出院。

患者曾某:护士长,谢谢你们。今天听了你们的查房之后,不仅让我对自己的病情有了进一步的了解,而且学到了许多相关知识,谢谢你们,以后我会更好地配合你们治疗。

(彭虹菊　董　倩)

主要参考文献

[1] 李燕晖,鲁秀平.18 例先天性脊柱侧凸患儿行后路半椎体切除加椎弓根系统内固定手术的护理[J].中华护理杂志,2011,46(7):649-651.

[2] 罗卓荆,陶惠人.重度脊柱畸形的治疗[J].第四军医大学学报,2008,29(5):385-387.

[3] 朱建英,高音,汪小东,等.脊柱侧凸患者采用不同牵引法对肺功能锻炼效果的影响[J].中华护理杂志,2009,44(4):4.

[4] 陈亚萍,杨莹,杨旭.26 例马方综合征合并脊柱侧凸术后并发症的预防和护理[J].中华护理杂志,2008,43(3):3.

[5] 叶启彬.脊柱侧弯外科学[J].北京:中国协和医科大学出版社,2003:107.

[6] Carline JB. Stevenson CA. Drugn for preventing poikoperative nausea and vomiting Cochrane Database Syst Ren.2006,19(3):4125.

[7] 廖有祥,汤恢焕,刘庆武,等.胃癌手术后胃瘫综合征的多因素分析[J].中国普通外科杂志,2008,17(4):318-321.

[8] 邵明峰,徐久平,赵霭峰.新斯的明足三里注射治疗泌尿外科术后腹胀 58 例[J].中国中西医结合外科杂志,2006,6(3):299.

[9] 陈红.胃癌术后胃瘫综合征的护理体会[J].全科医学临床与教育,2010,8(3):359-360.

第十五节　脊柱侧弯(三)

查房内容:神经纤维瘤病型脊柱侧弯术后观察与护理

查房形式:三级查房

查房地点:骨科一病区

查房人员:护士长、主管护师小赵、护师小闫、责任护士小赵、护士小张、护士小郭、护士小朱、护士小栾、护士小王、实习护士小李、实习护士小陈、实习护士小刘

　　护士长:神经纤维瘤病型脊柱侧弯是一种较常见的神经系统遗传性疾病,大多表现为营养不良性脊柱侧弯,伴有明显的骨骼改变。神经纤维瘤病型脊柱侧弯是由 Weiss 于 1921 年首次发现并报道。发生率为 $10\%\sim60\%$。临床上根据是否存在骨营养障碍,分为营养不良型及非营养不良型侧弯,非营养不良型侧弯与特发性脊柱侧弯非常相似;营养不良型脊柱侧弯 X 线片特点包括侧弯节段短、角度较锐、椎体扇形变、肋骨铅笔样变,椎体旋转脱位等改变。神经纤维瘤病合并脊柱侧弯的发病机制尚不明确。以前有关其发病机制的推测主要是硬脊膜扩张因素、肿瘤破坏因素、骨密度因素等。但这些因素均难以真正解释神经纤维瘤病型脊柱侧弯的发生,因为椎体内肿瘤发生率极低,骨密度改变可能是继发因素,而硬脊膜扩张对椎体侵蚀破坏则难以解释椎体楔形变及肋骨铅笔样改变等。为了指导、检查和评价责任护士护理措施、护理效果、整体护理的落实情况、改进、提升护理质量,现对 1 例神经纤维瘤病型脊柱侧弯进行查房。现在请责任护士小赵介绍患者的病情及护理措施。

　　责任护士小赵:患者,任某,女性,35 岁,患者于 2013 年 9 月 14 日 12 时左右急诊以"神经纤维瘤病脊柱侧弯伴不全瘫"收入院,患者约 20 余年前被家人发现后背部不平,脊柱向一侧弯曲,并进行性加重,于 13 岁时于天津当地医院行"哈氏生长棒矫形"手术治疗(具体不详),术后侧后凸畸形稍有控制,但仍有加重,18 岁时再次手术取出内固定物。1 年前间断出现右下肢放射性疼痛麻木,常于平卧位出现,咳嗽、打喷嚏时加重。25 天前无诱因出现双下肢麻木,双下肢活动障碍,无法行走。入院查体:发育正常,营养良好,面容正常,神志清楚,语言流利,无法行走,检查配合。专

科查体:背部可见多处咖啡色斑,双上肢感觉运动正常,双侧腹股沟以下皮肤浅感觉减退,双下肢肌力减弱,双侧膝腱、跟腱反射亢进,双侧 Babinski 征阳性,双侧踝阵挛阳性。入院后完善术前检查。9 月 27 日:请麻醉科、呼吸内科会诊,可耐受手术。手术治疗于 2013 年 10 月 10 日在全身麻醉下行脊柱侧弯后路截骨、减压、椎弓根螺钉内固定、植骨融合术,左侧胸腔闭式引流术。术中硬脊膜破裂,给予吸收性明胶海绵覆盖,术中左侧胸膜破裂,给予留置胸腔闭式引流管,手术后第 1 天负压引流出液体 400ml,颜色为暗红色,术后第 2 天引流液明显减少,约为 100ml。术后双下肢较术前轻松,肌力较术前改善。

护士长:通过责任护士小赵的汇报,大家对任女士的情况还有什么不清楚的吗?

全体护士:没有。

护士长:针对患者的病情,请责任护士小赵简要陈述目前患者主要的护理问题及措施。

责任护士小赵:患者现存护理问题有以下几个。

(1)恐惧:与担心疾病预后有关;患者青少年时已发现神经纤维瘤病型脊柱侧弯,在日常生活和学习中,因此病而产生自卑心理,缺乏自信心,有过手术失败的经历,害怕手术。给予的护理措施是向患者及家属具体讲解手术的相关知识,进行宣教,使患者增加对疾病的认识,同时介绍成功病例,现患者接受了手术,心态良好。

(2)自理能力缺陷:与疾病术后卧床有关;给予的护理措施是一级护理,生活需要他人协助。指导患者使用床头呼叫器,协助患者床上大小便及生活护理。

(3)疼痛:与手术有关;给予的护理措施是教会患者和家属如何正确使用 PCA(自控镇痛)的方法,在使用 PCA 期间,把按压手柄放置患者易于取到的地方,告诉患者一般情况下不需要按压手柄就能起到镇痛的效果,如果镇痛效果不理想,可通过按压手柄来增加药量,不要等到出现剧烈疼痛时才按压,以免影响镇痛的效果。此外,认真倾听患者的主诉,细致观察对疼痛的反应,及时准确地对疼痛进行评估,积极采取措施,在进行各种操作时动作要轻柔,防止动作粗暴加重患者的疼痛。

(4)舒适改变:与手术有关;护理措施是术后 6 小时指导患者去枕平卧,吸氧。将监护仪的报警音调到最低,避免影响患者休息。将各种管理线路摆放整齐,帮助患者轴线翻身,减缓皮肤受压情况,保持床单位整洁,有汗液及分泌物及时更换,避免拖拉拽等动作。查房时或翻身后多与患者沟通,协助患者采取舒适体位。

护士长:针对神经纤维瘤病型脊柱侧弯病例,我们术后还有哪些护理问题?

主管护师小赵:容易发生组织灌注不足的护理问题。脊柱矫形手术因创伤大,出血多,低血容量往往造成器官组织的低灌注状态,易造成器官功能不全,从而影响神经、脊髓功能的恢复。因此,术后每小时要监测血压、脉搏、呼吸、血氧饱和度的变化,做好记录,直至病情平稳。如患者出现意识状态较差,表情淡漠、嗜睡,主诉口渴,皮肤黏膜干燥,弹性差,脉率>100 次/分,尿色较深,出现少尿,应警惕低血容量休克的发生。严密观察病情,每 30 分钟巡视 1 次,如血压出现下降趋势,应立即通知医师处理,同时做好抗休克的抢救准备。还有脊髓神经损伤可能的护理问题。原因是手术中直接或间接损伤、矫正过度脊髓牵拉或缺血而受伤,硬膜外血肿直接压迫脊髓,也会造成脊髓损伤,严重者甚至瘫痪。因此全身麻醉清醒后,要做好术后脊髓神经功能评估观察,应立即观察下肢的活动与感觉是否同术前,如有严重活动障碍、下肢麻木、感觉减弱、疼痛难忍,甚至感觉消失,应立即报告医师。术后 24 小时,尤其在 3 小时内严密观察双下肢感觉运动,让患者自主活动足趾。

患者小任:这么多危险呀,我说护士怎么老让我动脚,还问我感觉有没有恢复,一开始还觉得挺烦的,哪有那么快变化呀,原来是怕我出现危险。

护士长:是的,脊柱矫形的手术风险很大,我们一定要密切观察您的病情变化,也谢谢您的配合。大家注意,术后我们不仅要评估患者的感觉运动,还要评估肌肉力量的变化,谁能说说如何评估患者的肌力呢?

护士小王:首先肌力分为 6 级。0 级:完全瘫痪;1 级:有轻微的肌肉收缩,但不能产生运动;2 级:肌肉在不受重力的情况下,可进行运动,即肢体能在床面上移动,但不能抬高;3 级:能对抗重力完成动作,但不能对抗阻力;4 级:能对抗一定的阻力,但较正常人低;5 级:正常肌力。肌力的检查我们一般采用手法检查,小任,现在我们给您评估一下肌力(边示范边讲解),请您配合。

患者小任:好的。

护士小王:小任,请您主动运动,我们注意观察其运动的力量和幅度,然后给予一定的阻力,让小任对抗运动,以判断肌力是否正常。经过查体,小任,您的双侧股四头肌肌力均为Ⅳ级,踇背伸、背屈肌力均为Ⅲ级,和术前相比,您的肌力改善了很多。

患者小任:那我怎么锻炼才能进一步增强肌肉的力量呢?

护士小朱:小任,我现在教您几个简单的动作。卧位时,伸直双腿,收紧股前方肌,用力把膝关节伸直,保持几秒钟放松,10~30秒后继续同样的动作,这样就可以锻炼股四头肌了。坐位时,小腿弯曲与地面垂直,向上抬起直到最高点,停留几秒,然后慢慢放下,再次重复。距小腿关节(踝关节)主动运动,进行绷劲练习,足尖使劲向上勾5秒,然后足尖使劲向下踩5秒,再次重复。

患者小任:谢谢你们,我一定按照你们的方法,好好训练。我还有一个问题,我的背部有多处咖啡色斑,面部和前臂也有咖啡色斑,很影响我的美观,有什么好的办法可以处理吗?

护士长:小任,位于暴露部位且影响外观的咖啡色斑,建议使用遮盖霜。背部体积小且孤立的神经纤维瘤可用二氧化碳激光治疗。如果有较大的皮肤纤维瘤可选择外科切除。但手术可能造成神经损伤,且有复发风险。

患者小任:好的,我知道了,谢谢护士长!

护士长:好的,还有护理问题吗?

责任护士小赵:有引流管失效可能的护理问题。目前患者有两条重要的管路要密切观察。一是手术中因硬脊膜破裂,给予明胶海绵覆盖后,放置引流管1根,引流期间要注意观察引流是否通畅和引流量、色的变化,若出现引流量多且稀薄色淡、患者主诉头痛头晕时,应及时嘱患者采取去枕平卧位,夹毕引流管,依靠组织压力平衡防止脑脊液进一步外漏,为硬脊膜瘘口的闭合提供条件。当引流液少于50ml,颜色呈淡血性时可拔除引流,一般在术后48小时拔除引流管。二是因术中左侧胸膜破裂放置了胸腔闭式引流管,引流期间要注意保持管道的密闭与通畅,闭式引流主要靠重力引流,患者采取斜坡卧位,有效地保持引流管通畅,防止引流管阻塞、扭曲、受压;鼓励患者做咳嗽、深呼吸运动及变换体位,以利胸腔内液体、气体排出,促进肺扩张。随时检查引流装置是否密闭及引流管有无脱落;水封瓶长玻璃管没入水中3~4cm,并始终保持直立;搬动患者或更换引流瓶时,需双重关闭引流管,以防空气进入;如引流管连接处脱落或引流瓶损坏,应立即双钳夹闭胸壁引流导管,并更换引流装置;若引流管从胸腔滑脱,立即用手捏闭伤口处皮肤,消毒处理后,用凡士林纱布封闭伤口,并协助医师做进一步处理。

护士长：好，除了针对以上护理问题采取应对措施外，患者还有可能发生哪些并发症？

护师小闫：还可能发生 3 种术后并发症。一是肺部并发症：矫形手术后常见的呼吸系统并发症有肺不张、肺炎、气胸、血胸和乳糜胸。气胸是因为胸膜损伤引起，需要放置胸腔闭式引流管；血胸通常见于肋间或椎旁血管破裂，结扎线脱落，引起血压降低，引流量增多，呼吸困难，拍摄胸片可以做出诊断，需开胸探查进一步处理；乳糜胸是术中损伤淋巴管引起淋巴液渗漏，出现乳白色或引流液较淡，每日引流液＞200ml，应视为乳糜漏。二是胃肠道并发症：全身麻醉术后可引起不同程度的胃肠道反应，出现恶心、呕吐、腹胀的现象，一般在 24～48 小时肠蠕动恢复后即可消失。术后应随时注意腹部情况，应指导患者自我腹部按摩：顺时针方向由右下腹部至右上腹，由左上腹至耻骨联合，每天 2 次，同时腹部热敷。若 72 小时仍有恶心、呕吐频繁剧烈，呕吐物内混有胆汁，应警惕肠系膜上动脉综合征。三是肠系膜上动脉综合征：这是术后一种严重并发症。原因为肠系膜上动脉压迫十二指肠，发生梗阻，胃肠液反流。临床上表现为恶心、腹胀、上腹部疼痛及间歇性呕吐等。我们这位患者因手术胸膜损伤，给予留置了胸腔闭式引流管，患者术后 24 小时后仅有轻度腹胀，现已排气，进食后未发生恶心、呕吐等症状。

护士小张：护士长，这些并发症都是脊柱侧弯患者术后常见的，神经纤维瘤病型脊柱侧弯有没有其特有的并发症？

护士长：问得很好，此类患者普遍存在硬膜扩大和椎管直径增大，椎管壁与脊髓间的间隙理应比特发性脊柱侧弯大，硬脊膜的扩大膨出更易造成硬脊膜损伤从而产生脑脊液外渗。脑脊液漏的观察要点前面我们已经说过。还有另外一个并发症，就是术中出血。此类患者常有丛状瘤体，血供丰富，术中易出血。我们术前应准备充分，术中注意控制血压，配合密切，缩短手术时间，减少术中出血，术后我们更不能放松警惕，因为神经纤维瘤患者，无论哪个部位的瘤体都有可能破裂发生大出血，出现失血性休克。那么我们重点观察哪些方面，才能做到预见性护理呢？

护士小栾：我们应该密切观察患者的神志、意识、脉搏、呼吸、血压、尿量的变化，瞳孔的大小、对光反射情况及皮肤温度、色泽、湿度等。如果患者出现了面色苍白，皮肤湿冷，出冷汗，脉压进一步缩小，提示失血性休克加重的征象，应向医师提示可能考虑瘤体破裂出血，应迅速恢复有效循环血量,查找瘤体破裂的部位,去除原发病因,在抗休克的同时及早手术止血,不延误抢救时机,做到预见性护理。

护士长:说得非常好。接下来,我们具体讨论一下该如何观察及护理?

护师小闫:首先,患者的意识观察非常重要,因为意识可反映脑部的血液灌注情况及缺氧程度。休克早期,脑组织血供尚好,缺氧不严重,神经细胞呈兴奋状态,患者常表现为烦躁不安;休克中晚期,脑部血循环不良,神经细胞由兴奋转为抑制,患者常表现为神志淡漠,昏迷。

护士小张:其次,是皮肤色泽与肢端温度的观察。皮肤色泽与肢端温度反映的是外周灌注情况。休克早期常表现为皮肤苍白,肢端湿冷。

护士小郭:瘤体破裂发生大出血非常凶险。术后应严密监护全身循环情况,持续心电监护,持续低流量吸氧,维持胶体、晶体两路液体,中心静脉压维持在 6～12cmH$_2$O,预防失血性休克。再次,是脉搏、血压、呼吸变化的观察,每 15～30 分钟测量 1 次,如果发现在输血、补液的情况下血压仍一度下降,提示有活动性出血的迹象,可能考虑神经纤维瘤体破裂出血,应及时报告医师,采取进一步护理措施。

护士小朱:最后,尿量的观察也非常重要,因为尿量变化是早期诊断休克的主要指标。患者小任留置尿管,我们应该准确记录尿量,记录每小时尿量变化,观察有无少尿无尿的表现,尤其注意肾衰竭的发生。

护士长:回答得很全面。小郭护士提到了中心静脉压(CVP),我们都知道,连续测定 CVP 可动态了解血容量的变化。当 CVP 低,血压低,表示血容量不足,需快速补液;当 CVP 低,血压正常时,表示血容量轻度不足,可适当加快输液速度;当 CVP 高,血压低表示心功能不全或容量相对过多,应减慢入量;当 CVP 高,血压正常,表示血管过度收缩,周围血管阻力增加;当 CVP 正常,血压低,表示心功能不全或血容量不足。平时我们可以用中心静脉压来调节输液速度。

全体护士:明白了。

护士小栾:我想问一下,我们可否通过生命体征的变化及临床表现评估患者的出血量呢?

主管护师小赵:可以的。临床上,我们一般把失血量分为四级。一级出血:失血量占总血容量的 15%,患者表现为脉搏增快外无其他症状。二级出血:失血量占总血容量的 15%～30%,患者表现为烦躁不安,脉搏超过 120 次/分,呼吸 20～30 次/分,收缩压下降,脉压变小,尿量尚可。

三级出血:失血量占总血容量的 30%～60%,患者表现为精神错乱及尿量减少。四级出血:失血量占总血容量的 60% 以上,患者表现为精神错乱、嗜睡,甚至昏迷,血压测不到,无尿。根据患者的临床表现,我们可以初步估计患者失血量的多少,失血量逐渐增多,也可提示有活动性出血的迹象,可能考虑神经纤维瘤体破裂出血。

护士长:小赵说的好,临床中我们必须严密观察患者的细微病情变化。那么患者一旦突发病情变化的应急程序,谁来回答一下?

护士小王:首先判断病情变化,立即采取相应的护理措施并同时通知医师,立即准备好抢救物品及药品,积极配合医师进行抢救,及时通知患者家属,由医师向其家属告知病情变化,并做好家属安抚工作,上报临床部总护士长,并报护理部。

护士长:今天参加查房还有实习同学,可以请同学提点你们关注的问题。

实习护士小刘:老师,我想提一个问题,患者术后什么时候可以饮食,都有什么饮食方面注意事项?

护士小张:术后需要禁食 6h,警惕腹胀、腹痛、肠鸣音减弱等。指导做下腹部顺时针按摩及热敷。排气后,进食易消化流食,禁饮牛奶、豆浆及含糖量高的食物,避免导致或加重腹胀。宜进食高蛋白、高热量、高维生素、易消化饮食。

实习护士小李:护士长,各位老师,我想问问这样的患者术后需要做哪些功能锻炼呢?

护士小郭:这个问题我来解答。功能训练:术后绝对卧床休息 2 周,卧床期间在保持脊柱稳定性的前提下进行功能锻炼。①术后第 1 天指导患者主动背伸踝关节,双上肢做上举运动;②术后第 2 天主动屈膝、屈髋运动,练习双下肢直腿抬高练习,双上肢做扩胸运动;③术后第 3 天加强腹肌及背肌的运动,腹部收缩运动时紧缩下腹及臀部肌肉,收缩 5s 后放松 5s;④术后 1 周,X 线摄片显示内固定正常后,协助患者佩戴固定支具逐渐半卧位起床;⑤术后 2 周指导患者佩戴固定支具在护士或家属扶持下离床活动,逐渐过渡到在病房内近距离行走。

护士小朱:对小任出院我们应该有什么特殊宣教内容?

护师小闫:小任的大部分康复锻炼时间将在医院外进行,应该在患者出院前制订详细的康复计划及注意事项,向患者及家属交代清楚:①支具佩戴 3～6 个月,患者站立时抬头挺胸、脊背平直,卧硬板床。佩戴支具避免暴饮暴食。如有食后不适,立即就医。②为预防内固定脱位或折断,6个月内避免做上身前屈动作及弯腰动作。③指导患者家属督促重塑自我形象。在卫生间放一面大镜子,让患者每天面对镜子,纠止由于长期畸形而导致的不正确姿势,特别是双肩的水平。④定期摄 X 线片检查。如有特殊不适,及时就医。

护士小张:护士长,通过今天的病例讨论,我对神经纤维瘤性脊柱侧弯的常见护理问题和并发症的预防有了很好的掌握,同时对病情的观察也有更深的认识。

护士长:好的,希望大家多思考和勤总结。小任,你还有什么问题吗?

患者小任:谢谢大家的讲解,我对自己的病情也有了很好的了解,对我非常有帮助,以后希望护士多来给我讲讲康复知识。

护士长:好的,小任,你很坚强乐观,希望你早日康复。有不懂的地方随时问我们,现在不打扰你休息了。今天回去后大家好好复习总结病例讨论的内容,为以后工作提供有效的指导。

(麻　巍　贺建华)

主要参考文献

[1] 王亭,邱贵兴.神经纤维瘤病在骨科中的表现及治疗.中华骨科杂志,2005,25(4):245-246.

[2] 经惠薪,傅巧美,陈文月,等.成人脊柱侧弯矫形术后并发症的护理.中华现代护理杂志,2013,19(1):75-77.

[3] 马殿群,解鲜冬,张凤云,等.神经纤维瘤合并脊柱侧弯患儿术后预防早期并发症的循环护理.护理实践与研究杂志,2016,13(3):71-72.

[4] 夏同霞,袁发孝,杨晓群,等.特发性脊柱侧弯后路矫形植骨融合内固定围术期护理.中华创伤杂志,2011,27(13):254-255.

[5] 陈子雯.癫痫患者的护理及健康宣教.医学美学美容旬刊,2014,4:379-380.

[6] 祁新禹,张学军,白云松,等.凸侧短段固定凹侧生长棒技术治疗小儿神经纤维瘤病脊柱侧弯.临床小儿外科杂志,2015,8(14):271-273.

第十六节　骨质疏松椎体压缩骨折

查房内容:骨质疏松椎体压缩骨折围术期护理

查房形式:三级查房

查房地点:骨科三病区

参加人员:护士长、护师小张、责任护士小李、护师小马、护师小申、护士小王、护士小柴、护士小崔、实习生小王

　　护士长:大家好,今天我们对骨质疏松椎体压缩骨折进行护理查房,大家重点从围术期护理上进行讨论。骨质疏松是以骨量减少、骨组织显微结构退化为特征,导致骨的脆性增高和骨折危险性增加的全身系统性疾病。骨质疏松椎体压缩骨折(osteoporotic vertebral compression fracture,OVCF)是骨质疏松最主要的并发症,在老年骨质疏松患者中最常见,同时也是导致老年人生活质量降低和死亡的重要原因。骨质疏松患者常出现顽固性腰腿痛,一旦发生骨折,疼痛就更为剧烈,腰部活动受限,严重影响其生活质量。随着社会的老龄化,骨质疏松所致椎体压缩骨折的患病率逐年上升,老年人胸腰椎骨折有增多的趋势,几乎椎体压缩骨折的 50% 发生在 $T_{12} \sim L_2$ 水平,其中以未波及的胸腰椎压缩骨折且无明显椎管占位及神经症状的单纯胸腰椎压缩骨折为多。传统治疗以卧床休息、镇痛,理疗、支具保护为主,方法简单易行,费用低廉,但治疗期间长期卧床可引起机体功能的丧失,导致肺不张、肺炎、深静脉血栓的形成和肺栓塞,严重可致患者死亡。大量使用镇痛药可引起药物的不良反应。下地后可继发椎体塌陷,晚期可遗留脊柱后凸畸形,出现背痛、姿势异常、胸腔容积减小、通气障碍、低氧、心肺功能障碍、消化功能下降、精神抑郁等一系列并发症导致生活质量下降。Kadot 等报道 OVCF 患者 5 年内病死率为 23%～34%,明显高于普通人群。手术治疗能减少患者卧床时间,降低长期卧床导致的并发症。好,那我们先请责任护士小李介绍一下患者的病史。

　　责任护士小李:好的,护士长,患者 7 床,孔美荣,女性,60 岁,因 8 月 5 日在家不慎从楼梯上摔下,当即感腰部疼痛、活动受限,无双下肢症状。无头部疼痛,无晕厥。随即来我院门诊就诊,门诊行颅脑 MRI 未见明显

异常;腰椎 MRI 示 T_{12} 椎体压缩骨折,椎体内水肿高信号。急诊给予头部创口清创缝合,腰部制动。此后患者感腰部疼痛逐渐加重,现为进一步诊治,再次来我院急诊就诊,急诊以"T_{12} 椎体压缩性骨折"收入院。患者自发病以来精神差,饮食正常,小便正常,大便未解。患者既往体健,否认高血压病、冠心病、糖尿病病史,否认肝炎、结核、疟疾等传染病史,无手术病史,无输血史,无食物、药物过敏史。患者入院专科查体:脊柱外形正常,生理弯曲存在。颈椎外观无异常,颈部无压痛及叩击痛,颈椎活动度正常。双上肢外观无异常,双上肢皮肤感觉及末梢血供正常,肌力正常。双侧 Hofmann 征阴性。腰椎外观无异常,胸腰部压痛、叩击痛阳性,无放射痛,腰椎活动受限。双下肢外观无异常,双下肢皮肤感觉及末梢血供正常。双侧髂腰肌肌力、股四头肌、胫前肌、跗长伸肌、腓肠肌肌力 Ⅴ 级正常。双下肢肌张力正常。双侧肌腱及跟腱反射正常。双侧直腿抬高试验阳性,股神经牵拉试验阴性,"4"字试验阴性。骨盆挤压分离试验阴性。上、中、下腹壁反射引出,双侧 Babinski 征阳性。入院时疼痛评分为 6 分。腰椎 MRI 示:T_{12} 椎体前缘高度减低约 1/4,上终板塌陷,椎弓根及棘突未见骨折征象,骨质未见异常。患者入院后给予术前检查,有腰椎 CT 平扫＋三维重建、腰骶椎 MRI 平扫、心电图、X 线胸片等,血、尿、粪常规、凝血功能、肝肾功能、输血 8 项等检验。嘱患者绝对卧床,静脉补液加抗生素及营养神经药物和抗骨质疏松药治疗。卧床期间给予预防压疮、肺部感染、深静脉血栓等护理。患者于 8 月 7 日在基础＋局部麻醉下行 PKP 手术(微创球囊扩张椎体成形术),患者今日为术后第 1 天,生命体征平稳,给予静脉补液加营养神经及抗骨质疏松治疗,过程顺利,无不良反应,现双下肢感觉运动好,末梢血供好。护士协助并指导患者床上功能锻炼,有效咳嗽,翻身叩背等有效防止肺部感染、下肢深静脉血栓、压疮等卧床并发症。术前、术中给予阶梯镇痛治疗,患者自述术后疼痛较术前有明显好转,疼痛评分为 3 分。

　　患者孔阿姨:护士长,护士们对我特别照顾,而且特别认真仔细。我还以为只是一个小小的手术,原来术后护士们要观察那么多东西啊,真是谢谢你们,对了,刚刚李护士讲到了 PKP 术,到底什么是 PKP 术啊?

　　护士长:孔阿姨,您这个问题问的好啊,小李,你来给大家讲解一下吧。

　　责任护士小李:PKP 是一种手术名称的缩写,它的全称是后路经皮穿刺球囊扩张椎体后凸成形术(percutaneous kyphos plasty),是近年来治疗胸腰椎骨质疏松椎体压缩骨折等疼痛性椎体病变的一项新型微创脊柱外科技术,具有手术创伤小、手术时间短、术后可尽早下床(术后24h)的优点。它是通过将骨水泥(聚甲基丙烯甲酯 PMMA)注入病变椎体,恢复椎体高度,增加椎体强度,增强脊柱的稳定性,缓解或消除了疼痛。具体手术方法是在基础+局部浸润麻醉下,患者俯卧位,腹部垫空,在体表用油性笔标记椎弓根位置,术中用 C 形臂 X 线机透视定位穿刺点,证实无误后,采用经椎弓根路径钻入穿刺针至椎体后缘皮质前方2~3mm 处停止,抽出穿刺针内芯,置入克氏针导丝,拔出穿刺针套管,沿导丝置入工作套管。透视见位置良好后,拔出导丝,置入精细钻并在透视下缓缓钻入至椎体前缘皮质后方 2~3mm 处停止,探针探测证实椎体前壁未破后置入球囊,通过球囊杆上的 2 个标记点确定球囊正确位置,侧位透视下球囊尖端的理想位置是位于椎体的前 3/4 处,并且由后上向前下倾斜。用造影剂缓慢扩张球囊,透视下观察椎体复位情况,当球囊扩至终板或椎体复位满意,或囊内压力接近极限时,停止扩张,取出球囊,注入调制好的牙膏状的骨水泥,透视下观察骨水泥分布情况。若骨水泥填充良好或出现渗漏,立即停止注入,并记录骨水泥填充量。待骨水泥即将凝固时旋转并拔出套管,伤口覆盖无菌敷料,观察10分钟,生命体征平稳后结束手术。术中要准确注入骨水泥,防止渗漏入椎管引起神经症状。

护士长:好,大家现在明白了吧,我们这位老太太,虽然已经做完手术,但是我们今天进行的是骨质疏松椎体压缩性骨折的围术期护理,大家都知道围术期包括:术前、术中、术后,孔阿姨虽然已经做完手术,但是我还想问问对于骨质疏松椎体压缩性骨折患者我们术前的护理要点是什么?

护师小张:①一般护理:入院后给予绝对卧床休息,腰部垫一薄枕,保持腰背部处于过伸状态,利于体位复位。②心理护理:首先患者为老年女性,腰背部疼痛限制了活动影响了正常生活,因此主观上均存在不同程度的悲观、失望及焦虑情绪。其次,患者对手术期望值很高,而椎体后凸成形术是一项新技术,患者顾虑大,具有不同程度的焦虑、紧张、恐惧心理。针对这些问题,我们积极主动与患者及家属沟通,向其耐心讲解手术的微创特征及术后能明显缓解疼痛、早期下床活动的优点,尽最大限度地给予患者心理疏导与支持,消除其紧张情绪。同时我们应充分利用科室展板及介绍以往成功病例的视频和图片资料,使患者增强信心,积极配合治疗。③术前指导:入院后指导患者练习床上大、小便,保持大便通畅,防止术后发生便秘、腹胀及排便困难。④体位训练:患者为老年女性术前多伴有不同程度的心肺功能不全,而手术一般要求患者采取俯卧位,因此术前要指导患者进行俯卧位耐受训练,并根据患者的体位耐受训练结果及患者的自身状况选择麻醉方式及手术方案,以保证手术顺利进行。球囊扩张椎体成形术的手术体位要求患者俯卧位,局部麻醉下操作,考虑到高龄患者耐受俯卧位的能力及俯卧位对心肺功能的影响,术前根据患者的情况进行适当的俯卧位耐受练习及测定俯卧位耐受时间。⑤适应性训练:首先是肺功能锻炼,当一个胸椎发生压缩性骨折时,肺活量将降低 9%,故应在手术前除对患者进行肺功能的测定,还要指导患者进行深呼吸及有效咳嗽,吹气球、水泡等训练,提高心肺功能。另外直腿抬高、腰背肌训练及四肢功能锻炼,促进全身运动,为手术及术后康复打下良好基础。⑥完善术前常规检查:术前检查血、尿、粪常规,肝肾功能、电解质、血糖、心电图,尤其强调进行凝血常规检查。本组均为高龄患者,术前尚需行 X 线胸片、CT、MRI(评估椎体塌陷程度)、肺功能和超声心动图检查。发现问题及时请相关科室会诊处理。⑦碘过敏试验:术前 1d 进行,静脉注射复方泛影葡胺注射液,注射前后测量生命体征并注意患者的主观感受,10 分钟后观察结果,如出现恶心、呕吐、手足麻木,血压、脉搏、呼吸和面色改变则为阳性反应,反之,则为阴性,按要求告知患者,并在相关记录中标识清楚。⑧术前准备:术前 12 小时开始禁食,10 小时开始禁饮,交代患者术前注意事项,术晨术区皮肤清洁消毒,手术前 30 分钟静脉注射抗生素,预防感染。

护士长:好,大家还有什么要补充的吗?

护师小马:还有术晨注意事项:由于患者群体的特殊性,多为老年人,绝大部分患者合并有高血压、糖尿病等内科基础疾病,考虑到术中患者的安全,应确保手术过程中患者血压及血糖的平稳。因此,手术当日清晨我们主张对高血压患者按医嘱正常使用降压药,糖尿病患者按医嘱正常使用降糖药。我们这位患者没有这方面的问题,可以不用药。

护师小张:还有术前的疼痛护理,我们知道世界卫生组织将疼痛列为人体的第五大生命体征,手术前对疼痛的干预,往往能提高患者对术后疼痛的耐受力。术前 3d 陪同患者及家属,观看短片,针对患者的各种疑惑给予讲解和答疑,并进行应对疼痛的技巧训练。

护士长：阿姨，您学会了哪些缓解疼痛的方法？

患者孔阿姨：护士给我讲解了很多方法，比如：听力分散法，根据我自己的兴趣，收听故事、新闻等；视觉分散法，通过看小说、报纸、杂志等，转移注意力，从生理及心理上保持镇静和松弛，减轻疼痛程度；还有深呼吸、想象、自我鼓励、主动聊天、数数等方法。护士说了疼痛是我的主观感觉，让我正确表达出我感受到的疼痛。护士们为我营造一个整洁、安静、舒适的环境，保证了我的睡眠质量，降低疼痛程度。

护士长：好的，非常好。

护士小柴：护士长，术前还有皮肤的护理，由于患者为老年女性，长期卧床容易出现压疮，保持床单位的整洁干燥，定时给患者翻身，按摩受压皮肤，做好"五勤"防止出现压疮。

患者孔阿姨：哦，原来是这样啊，我说为什么前两天护士老是让我翻身，还看臀区，我当时特别不理解，原来是怕我患压疮啊，哈哈。

护士长：对不起，阿姨，是我们没有向您解释清楚为什么要翻身，以后我们一定多注意和患者的沟通和沟通效果。

患者孔阿姨：哈哈，护士长你可不允许批评她们啊，姑娘们真的都特别好。

护士长：阿姨，您放心啦，好的，术前护理已经很充分，那么术后呢，术后我们要注意做好哪些呢？

责任护士小李：严密观察生命体征：患者术后 24h 给予持续低流量吸氧，心电监测，密切监测心率、体温、脉搏、呼吸、血压、血氧饱和度的变化，特别是呼吸情况，观察有无突发胸闷，呼吸急促，呼吸困难等，若出现上述症状应立即报告医师，及时处理。由于骨水泥聚合产热引起炎症反应可致发热，体温一般不超过 38.5℃，经 2～3 天抗感染治疗和物理降温，如全身温水擦浴，多饮温水等，体温可降至正常。酌情予以氧气雾化吸入，防止术后患者因惧怕疼痛而不敢进行深呼吸和有效咳嗽而导致的坠积性肺炎，教会患者及家属空掌叩击胸背部，有痰液尽量咳出。

护士长：阿姨，这 2 天体温怎么样啊？

患者孔阿姨：挺好的，就是术后回来那天晚上有点发热，37.7℃，护士告诉我说那是什么术后炎症吸收，叫吸收热，叫我不要紧张，还让我多饮水，用温水给我擦身体，我痰比较多，一咳嗽伤口就痛，护士就教我按伤口，深呼吸有效咳嗽，你还别说，这样咳嗽还真是不那么痛了。真是比我亲闺女都好。

　　护士长:阿姨,这都是我们应该做的,我们是护士,照顾好患者是我们的责任。术前我们讲到了疼痛干预,术后疼痛评估和干预也是至关重要的,小马,你来讲讲术后如何正确评估患者疼痛程度?

　　护师小马:我们现在用得最多的疼痛评估方法就是数字疼痛分级法(NRS)和面部表情疼痛量表(FRS)。我们应该根据患者的不同理解程度选择患者最容易理解的方法,对于孔阿姨我们选择的就是数字疼痛分级法(NRS)。0代表无痛;1~2代表轻度疼痛,可忍受,能正常生活睡眠;3~4代表中度疼痛,适当影响睡眠需用镇痛药;5~6代表重度疼痛,影响睡眠需用麻醉性镇痛药;7~8代表剧烈疼痛,影响睡眠较重伴有其他症状;9~10代表无法忍痛,严重影响睡眠伴有其他症状或被动体位。

　　护士长:孔阿姨,你现在感受到的疼痛大概是几分呢?

　　患者孔阿姨:马护士讲得特别详细,护士们每天都来给我看疼痛标尺,我现在感觉可忍受,疼痛在3分的位置上。我记得手术那天还没进手术室护士就给我打了一针,说是镇痛的,手术效果特别好,手术回来护士又让我服了一粒药,好像也是镇痛的,疼痛真的比手术前好多了。

　　护士长:阿姨,您术前打的针叫特耐,回来吃的药叫乐松片,都是镇痛的,我们是无痛病房,现在我们的患者都是全程疼痛干预,让患者轻轻松松手术,没有疼痛。好的,除了疼痛还有什么术后护理要点吗?

　　护士小柴:①双下肢感觉运动及神经监测:术后6小时应观察患者双下肢肌力、肌张力、浅感觉、皮肤色泽、温度、足背动脉搏动、排便及排尿等情况,发现异常及时汇报医师,给予相应处理。②一般护理:搬运过程中,应确保患者躯干处于水平位置,胸腰背部不屈伸。回病房后应立即平卧2~4小时,以确保骨水泥充分凝固。保持穿刺部位敷料干燥,若被尿液浸湿,应立即予以更换,并观察切口处有无红肿、疼痛、渗液等情况。术后翻身1次/2小时,以防止骶尾部压疮的发生。术后应用抗生素预防感染。③切口的观察:观察切口有无渗血,保持敷料干燥,必要时告知医师及时更换。④饮食指导:指导患者进高蛋白,高热量,富含维生素的食物,以增强机体的抵抗力,鼓励患者进食易消化食物,如瘦肉、蛋、豆、新鲜水果、海产品、牛奶等,以增加营养,提供充足的钙源,进食粗纤维类食物预防便秘,同时应补充钙剂,鼓励患者多饮水,以加速造影剂的排泄。

　　护士长:阿姨,您知道怎么在床上正确翻身吗?

　　患者孔阿姨:知道啊,不就是这样嘛。护士告诉我说这叫轴性翻身,说要保持脊柱在一条直线上,我当时还觉得好笑呢,大半辈子了还要人教怎么翻身,哈哈哈。护士长,您看是这样吧?

护士长:阿姨,您做得真标准,您真棒。

患者孔阿姨:护士们都特别好,每天都过来看我,问我睡得好不好啊,吃的怎么样,还告诉我什么该吃什么要少吃。像什么瘦肉、鸡蛋蛋白、粗粮、新鲜水果(苹果香蕉)尤其是香蕉说是可以润肠通便,还有牛奶,而且要是高钙的,说是我们这个年纪都骨质疏松,还让我多晒太阳。还有要少吃辛辣和不易消化的东西。真的,我特别感动。我在家的时候,解大便就很困难,现在每天特别规律。谢谢大家。

护士长:阿姨,谢谢您对我们工作的肯定,我们会继续保持的。大家似乎没有人提到术后患者的体位护理,有谁知道吗?

护师小张:术后平卧 1 小时,注意防止术中使用镇静药的患者坠床,骨水泥注入椎体凝固后 18 小时才达到最大强度,故术后卧床休息,腰部垫高,去枕平卧 3～4 小时或以后翻身,预防压疮的发生。骨水泥外漏可引起神经根损伤,脊髓压迫,致双下肢皮肤感觉、运动功能障碍,如骨水泥漏入椎旁软组织可引起肋间神经痛,坐骨神经痛。护理工作中要及时巡视患者,如发现异常现象要立即汇报医师并配合处理。

护士长:好的,针对术后护理,还有什么要补充的吗?

护师小马:还有并发症的护理:PKP 的主要并发症是骨水泥渗漏引起的椎管内占位、椎旁静脉栓塞等。前者可能会引起脊髓或神经根损伤,后者严重时可引起肺动脉栓塞。因此,术后 6 小时内需密切观察患者的生命体征变化及双下肢感觉、运动、皮肤色泽、温度及足背动脉搏动情况。

护士小崔:还有功能锻炼及康复指导:术后 12 小时可逐步增大活动量,鼓励患者在床上进行四肢康复锻炼,指导患者在床上进行肢体屈伸运动,双下肢直腿抬高训练及抗阻力伸膝训练,刚开始时锻炼时间以患者能够耐受为宜。双下肢交替进行,循序渐进。术后 1～2 天指导患者床边坐位、床边站立、逐步佩戴腰围离床活动,逐渐增加活动量,避免长时间坐立,开始时可在床上练习直腿抬高及抗阻力伸膝,锻炼股四头肌等长收缩以增加股四头肌的力量,指导足背伸运动。术后 4～5 天或以后指导患者进行腰背肌功能锻炼,若患者情况允许,则进一步采用飞燕式锻炼腰背肌,需注意老年脊柱后凸,肥胖及合并心肺疾病者不适合俯卧位锻炼。由于患者年龄较大,全身情况欠佳,离床时应由管床护士或医师看护,以免发生意外。离床活动时,注意保持身体直立,避免弯腰负重,避免坐矮板凳,行走距离及时间应根据患者自身情况而定。遵循循序渐进的原则,逐渐增加训练强度。

护士长:阿姨,能给我们演示一下您每天都做了哪些功能锻炼了吗?

患者孔阿姨:好的,没问题,这个我会,每天护士都和我一起做。您看这是直抬腿,这是勾足,这是绷腿,这是蹬自行车,我都会。还有要这样从下往上按摩腿,护士说这样可以促进血循环,反正护士怎么教我我就怎么做。

护士长:阿姨,您做得真好。

患者孔阿姨:是护士们教得好。

护士长:术后康复对于患者是至关重要的,大家工作做得很到位,以后要继续保持。

护师小申:护士长,还有出院指导,手术做得很好,康复也很到位,出院指导也是少不了的。出院前给予详细的出院指导,告诉患者 6 周内不要提重物,避免增加脊柱负荷的动作,尽量避免大幅度的腰部转体动作和弯腰动作,避免坐矮板凳,避免久坐久站。坚持适当的体育锻炼,以不感疲劳为宜。多进行户外活动,接受阳光照射,加强营养,多食高钙食品,如奶类、虾皮、豆制品等,同时在医师指导下服用预防抗骨质疏松药。纠正不良的生活方式,忌烟酒、辛辣食物,减少骨折再发生的概率,定期复诊。

护士长:很好,今天大家对骨质疏松椎体压缩性骨折进行了详细的围术期护理讨论,请问大家还有什么问题吗?

全体护士:没有了。

护士长:好,从今天的查房可以看出大家对这次的查房准备很充分,特别是在术前护理及术后观察方面进行了深入浅出的分析,各项护理措施具体有效。希望通过这次的查房,让大家更好的掌握骨质疏松椎体压缩骨折的围术期护理,今天查房到此结束,感谢大家的配合。谢谢孔阿姨,您好好休息。

(张 敏 张 敬)

主要参考文献

[1] 刘金龙,李洋,李德亨,等.老年骨质疏松性椎体压缩骨折的治疗及进展[J].颈腰痛杂志,2013,34(5):425-428.

[2] 丁惠宇,夏建龙.PVP、PKP 治疗胸腰椎骨质疏松性压缩骨折的疗效评价标准研究进展[J].山东医药,2014,54(14):101-103.

[3] 冯飞,邓介超,唐海.多发性骨质疏松性椎体压缩骨折中新鲜与陈旧骨折椎体的诊断与鉴别诊断[J].中华骨质疏松和骨矿盐疾病杂志,2013,6(2):132-136.

[4] 韩京媛.持续性护理干预对椎体后凸成形术后功能恢复的效果研究[J].护理管理杂志,2012,12(2):131-132.

[5] 陆艳,程敏.编织袋椎体后凸成形术治疗椎体压缩骨折的护理[J].护士进修杂志,2012,27(4):324-326.

第十七节　膝关节前交叉韧带损伤

查房内容:膝关节前交叉韧带损伤后康复训练指导

查房形式:三级查房

查房地点:骨科一病区

参加人员:护士长、责任护士小赵、护师小赵、护师小闫、护师小戴、护师小张、护士小栾、护士小吴、护士小朱、护士小程、护士小张

护士长:各位同事,大家下午好,膝关节为人体最大、最复杂的关节,由股骨远端、胫骨近端、髌骨、半月板和韧带构成,上下杠杆长,周围肌肉少,是运动外伤中最易损伤的关节。其稳定性由关节的骨骼、韧带、半月板、关节囊及有关肌肉共同维持。膝关节运动创伤中,较严重的是骨折、脱位、韧带断裂和半月板损伤,而更多的是因慢性劳损引起的软骨、韧带、腱膜与滑囊等的损伤。其中包括前交叉韧带损伤或后交叉韧带损伤,韧带联合损伤。今天我们进行的查房内容是膝关节前交叉韧带(ACL)损伤,此疾病是常见的膝关节损伤之一,通常都有外伤病史,以青少年多见,男性多于女性,以运动员最为多见,伤后早期由于膝关节肿胀、疼痛、肌肉痉挛,临床诊断较困难,大部分膝关节前交叉韧带(ACL)损伤的急性创伤性膝关节血肿患者在急诊和门诊被误诊,延误为慢性膝关节前交叉韧带(ACL)损伤,导致一些并发症才来诊治,错过了最佳治疗时机,下面请责任护士小赵汇报一下患者病史。

责任护士小赵:各位同事,下午好,首先我先进行简单的病例汇报。患者任某,男,44岁,3个月前不慎摔伤致右膝关节疼痛,行走及上、下楼梯时出现腿软,不稳症状,适当轻微摆动活动后疼痛可缓解,但不影响关节

活动,无绞锁症状,局部无红肿,皮温不高,无发热、乏力不适。初步诊断:膝关节前交叉韧带断裂。入院后查体:T36.6℃,P60 次/分,R16 次/分,BP120/80mmHg,右膝关节无肿胀,无内外翻畸形,右膝关节屈伸活动度130°-0°-5°,测得髌骨上缘 10cm 周径双侧 51cm,右膝关节间隙无压痛,右膝过伸、过屈试验阴性、麦氏征阴性、研磨试验阴性、浮髌试验阴性、抽屉试验阳性、侧方应力试验阴性,双下肢感觉、肌力及肌张力均正常,双侧肌腱及跟腱反射正常,Babinski 征阴性,双下肢末梢血供好。VAS 疼痛评分 3 分。入院后完善各项常规检查,于 2013 年 6 月 7 日在硬膜外麻醉下行关节镜下前交叉韧带重建术。手术后安返病房,生命体征平稳,给予抗感染补液治疗,患肢屈曲 30°卡盘支具固定,术区敷料整洁无渗出,引流液50ml,术区冰敷 12 小时,指导患者进行股四头肌力量锻炼及踝泵活动。观察病情变化。

护士长:病史回答简单全面,那么你针对此患者,提出什么护理问题?

责任护士小赵:目前患者主要问题是知识缺乏,对膝关节损伤知识不足及失用综合征可能,前者与首次患病有关,后者与术后肢体功能锻炼缺乏有关。

护士长:我们知道,常见的膝韧带损伤有膝内、外侧副韧带损伤、前后十字韧带损伤。前交叉韧带损伤是常见的运动性损伤,前交叉韧带与后交叉韧带及内外侧半月板形成膝关节"8"字稳定结构,对膝关节的稳定起重要作用。谁来具体告诉我们膝关节前交叉韧带的作用。

护师小赵:膝关节前交叉韧带位于膝关节内,是限制胫骨相对于股骨向前脱位主要结构,起于股骨外侧髁的内侧面,止于胫骨髁间,前内侧束在屈膝时紧张,后内侧束在伸膝紧张。而它的主要功能是防止胫骨前错动及膝旋转不稳。

护士长:那在日常生活中我们怎样通过患者临床症状来评估膝关节前交叉韧带损伤(ACL)?

护师小闫:单纯前交叉韧带断裂都有急性膝外伤史,受伤当时关节内有撕裂感,从而就不能再进行受伤当时的动作。相对严重的可有明显的关节不稳,疼痛和肿胀,膝关节活动度受限,患者不敢蹦跳,不敢做突然加速跑的动作,甚至在下楼时也会有感到关节错动。例如篮球比赛中,当球员跳跃后着地膝关节过度伸直胫骨处于内旋位。

患者任先生:对,我当时就是这种感觉,关节一用力就疼痛难忍。

护士长:是的,任先生,此类疾病确实疼痛明显,那么谁能告诉任先生在发生韧带损伤后简单有效的自我的保护方法。

护师小戴:韧带损伤后我们可以用简单有效的方法立即冰敷,最好将患肢的关节浸没在冷水中,低温可使小血管收缩,炎症反应减轻,关节局部的红肿可减退,通常在 24h 后病情平稳后可采用热敷,因为热敷可使血管扩张,血流和代谢增强,有利于受伤的组织恢复。

护士长:那么患者疼痛明显,我们应如何给予缓解疼痛呢?

护师小张:给予镇痛药,心理暗示,训练后给予冰敷也可以缓解疼痛。

护士长:那么如何预防膝关节损伤的发生?

护士小吴:运动爱好者或运动员易患此病,正确的落地技巧对预防膝关节损伤很重要。建议运动员落地时,应以前足掌先着地,膝关节屈曲,躯干微微向前倾。尽可能避免膝关节侧向或前后的动作。切记在落地时膝关节不可向内旋转,并且将冲击力尽量减轻。

护士长:很好,那目前治疗膝关节韧带损伤手段很多,能说一些吗?

护士小朱:主要手段是关节镜治疗,关节镜检后获得明确诊断,然后制订治疗方案,包括半月板缝合或成形,交叉韧带重建或等离子热疗,侧韧带的修补或重建,撕脱骨折复位固定等。

护士长:对的,目前前交叉韧带损伤一般是需要手术治疗,任先生就是在关节镜下行前交叉韧带重建术,它的主流技术是取自体腘绳肌肌腱解剖单束重建,此外也可行双束重建,材料也可选用同种异体材料或人工肌腱,要根据损伤的类型,患者活动情况,年龄,医疗费用等综合考虑。另外,为了使患者术后顺利康复,关节镜手术治疗前应注意什么?

护士小吴:除了进行骨科手术常规准备以外要进行重点准备的内容有①护士应在术前指导患者练习床上使用便器的方法,并训练股四头肌收缩,踝关节,足趾关节的活动,正确指导患者使用拐杖的方法。有利于患者术后更好的康复。②手术视野皮肤准备:切口周围 20cm 范围内毛剃干净,消毒皮肤,术前 1 天协助患者洗澡。

护士长:很好,皮肤准备和功能锻炼指导是我们术前做的重点工作,别忘记提醒医师手术部位的标志,这点也很重要。另外,术前康复训练也是很重要的护理工作内容,那么我们做的术前康复训练的目的是什么呢?

护士小程:术前康复训练目的是使患者预先掌握功能锻炼的方法并明确注意事项。一是体位指导:要向患者说明术后患肢处于功能位。二是训练患者床上排便:目的是防止术后因体位不习惯而致尿潴留及便秘。三是肢体活动训练指导:要使患者更早的接受,如何保持关节稳定性和肌肉的张力,防止关节僵硬和肌萎缩,促进下肢血循环,减少深静脉血栓的发生等。四是指导正确使用拐杖:对术前能行走者训练其掌握使用方法,练习利用双杖和健肢的支撑站立及在患肢不负重的情况下行走。

患者任先生:刚刚你们所提到的训练方法术前责任护士小赵都详细给我讲解演示过,我也已熟练掌握,所以术后我恢复的才会这么好,这么快,真的很感谢你们。

护士长:任先生,这是我们应该做的,您恢复的这么好其实是我们共同努力的结果。患者因为突然遭受意外损伤的打击和对手术的不了解会产生焦虑和恐惧心理,我们还应做好术前宣教工作,向患者详细解释手术的方法和作用,使患者认识到韧带重建后原来的不稳定性因素已得到解决,从而消除患者的顾虑;我们可以安排患者与术后关节恢复良好的患者见面,以消除顾虑,树立信心。训练过程中遵守循序渐进的原则,不可训练过猛防止韧带的再次损伤。保持无痛性锻炼,必要时给予镇痛药。

护士长:任先生手术已完成,要达到完全康复与训练教育十分重要,术后并发症不发生加上正确的康复训练才能保证顺利康复。前面责任护士在汇报病史时提到有知识的缺乏护理问题。我首先想问大家,前交叉韧带重建术后,患肢应如何放置,谁能回答一下?

护士小程:术后保持膝关节伸直位,但避免过伸,限制内外旋及内外翻活动,膝下垫软枕,保持屈曲 $15°\sim30°$,整体抬高床尾 $20\sim30cm$,以利于静脉回流,减轻下肢肿胀。注意将软枕垫于膝后靠大腿处,使前交叉韧带处于松弛状态,减小吻合口张力,有利于韧带吻合口的愈合,避免将软枕垫于膝后靠下近于小腿处,此体位相当于膝关节的前抽屉试验,会使交叉韧带处于紧张状态,不利于韧带愈合。

护士长:任先生,目前责任护士小赵给您的这种体位感觉还好吗? 您能理解吗?

患者任先生:护士给我讲了,我也能积极配合。

护士长:很好。那么术后我们应该重点观察及注意什么?

护士小张:一要注意观察患者的生命体征。二要做好患肢血供观察:术后膝关节常规加压包扎,注意包扎松紧度,观察关节是否肿胀,注意术后肢体远端的血循环,如足背动脉搏动情况及皮肤的颜色、温度、感觉、活动及肿胀情况等。其中膝关节血肿是术后 $1\sim2$ 天重点观察内容,应密切观察患肢的引流情况,要保证引流在位通畅。三要做好疼痛观察:如膝后部出现搏动性剧烈疼痛,并呈进行性加重,肢体过度肿胀,应预防筋膜间隔综合征的发生,仔细观察下肢肌力感觉及血供情况,有利于早期诊断。四要做好夹板固定:一般需要固定 6 周,所以在住院期间要教会患者正确使用夹板的方法。

护士长:刚刚提到皮肤血肿的问题,那么一旦出现血肿我们应如何处理?

护士小栾:关节血肿一旦发现,应及时协助医师进行关节穿刺,局部加压包扎固定,患肢术区冰敷 48~72 小时,使局部血管同时受到机械性和冷刺激,促使血管直接和间接性收缩,减少关节内继续渗血,同时还可减轻患膝疼痛,抑制感觉神经,缓解症状,有降温、止血、镇痛和消肿的作用。注意观察患肢感觉、运动、肿胀和血循环。

护士长:患者术后佩戴支具时间很长,谁能演示一下佩戴过程中应该注意什么呢?如何进行早期训练?

护士小栾:首先是佩戴的方法:将透气复合海绵平整包裹肢体(大、小腿),大腿支架和小腿支架分别置于两侧,数字调节卡盘位于膝关节水平处,扣紧尼龙口。调节方法:将数字卡盘由"定位"处向屈方向旋转至 0°,关节活动度控制按钮会自动弹出,然后旋转至 120°锁定,再旋转至"定位"处,由"定位"处向屈方向旋转至 0°~135°锁定,再旋定至"定位"处,一般为 10°~30°,使膝关节固定。康复理疗师根据术前制订的个性化康复训练计划,每日康复训练时调节支具卡盘的伸直度、屈曲度。前 2 周固定于伸直位,将数字调节卡盘调至伸直、屈曲同一度数,以后每周屈曲度增加 10°~20°,6 周后屈伸训练时去除支具逐渐使膝关节达最大屈曲度数,每日康复训练结束后将卡盘调回原伸直、屈曲度数。根据膝部损伤和手术类型,支具佩戴 6~12 周,使用过程中,注意保持衬垫平整,避免支具压迫产生压疮及疼痛。

护士长:任先生,您听明白了吗?

患者任先生:责任护士小赵已经指导我做了好几次,方法已经基本掌握了。

护士长:大家知道,手术治疗前交叉韧带损伤,主要是恢复膝关节的功能,疗效取决于多种因素,前交叉韧带损伤术后易形成粘连、短缩、瘢痕,所以功能锻炼非常重要。早期的功能锻炼的目的是促进血循环,加速机体新陈代谢,减少并发症,加速伤口愈合,并能促进机体肿胀消退,防止肌萎缩,防止关节粘连,但是必须在医师或护士的指导下进行,有谁告诉我早期功能康复目的是什么,分为几个阶段?

护师小闫：康复的目的一是增加局部血供；二是促进肿胀消退；三是预防肌萎缩；四是减轻或防止粘连和纤维化的形成。康复分为三个阶段。

（1）第一阶段康复：术后麻醉消失后即可开始连续被动活动治疗，可获得良好的效果。可促进肢体的静脉和淋巴回流，减少肌肉间的粘连，消除肿胀，有利于愈合。

（2）第二阶段康复：①主动锻炼关节的活动度；②自身控制的关节被动锻炼；③助力运动锻炼。功能锻炼的原则：无痛原则、疲劳原则、信心原则。

（3）第三阶段康复：恢复关节的活动度、增强肌肉的力量，使肢体功能恢复。康复训练的形式是关节的主动活动和负重练习，是关节迅速恢复到正常活动范围和肢体的正常力量。

护士长：回答得很好，那么谁能讲一下功能锻炼的方法有哪些？

护师小赵：有以下几种。

（1）踝泵练习：术后 6h 麻醉消失后，开始活动足趾，踝关节。如疼痛不明显，直腿抬高练习。踝泵练习，用力缓慢全范围屈伸踝关节。开始每次活动 30～50 下，4～6 次/日，以后逐渐加量，越多越好，对于促进循环，消肿，防止深静脉血栓具有重大意义。

（2）股四头肌等长收缩锻炼：术后 6h 行股四头肌等长收缩训练。患肢踝关节做尽可能的背伸，俗称"勾足"，使大腿肌肉绷紧并持续 5s，然后再放松 5s 再收缩。尽可能多做（>500 次/天）。这是所有膝关节创伤患者最基本的训练，能有效防止肌萎缩，增强肌力，为以后的训练打下基础。

（3）直腿抬高练习：术后 1d 可鼓励患者行直腿抬高。先协助患者抬高 10 次左右，然后慢慢放下，从被动到主动，逐渐过渡。在保证膝关节伸直的前提下抬高下肢。

（4）CPM 机锻炼：CPM 机已成为关节外科康复中的一个重要内容，它有利于关节内组织的恢复，避免粘连，有利于本体感觉功能在关节活动状态下得到恢复。CPM 机是早期练习的主要手段，术后 3d 开始进行，初次设定活动范围为 30°，每次 2 小时，2 次/日，每天增加活动范围 10°～15°。为增加练习的效果，在使用 CPM 机练习前后应用冷热敷，在练习前将热水袋置于膝关节上热敷 30 分钟，以软化组织，松弛肌肉；练习后在膝关节上冰袋冷敷，以减轻局部炎症反应，减轻疼痛。

（5）膝关节主动屈伸练习：膝关节在足跟帖床面滑动下主动屈伸20～30 次，每天 3 遍。

患者任先生:我基本上掌握了这些锻炼的方法,以后我会更加努力锻炼,争取早日康复。

护士长:很好,那么小赵你说一下,患者出院以后要注意些什么呢?

责任护士小赵:一是术后2周扶拐患肢不负重下地活动,逐渐过渡到患肢负重行走,不急于过早负重,以免加重关节内创伤,造成关节积液。二是继续行股四头肌的功能锻炼,在股四头肌力量加强,伸膝自如的基础上,逐步增加抗阻锻炼,循序渐进在踝关节处加沙袋并抬高患肢。三是术后3~4周康复重点为恢复膝关节活动范围,使膝关节达到120°。四是术后5~6周开始循序渐进地进行日常非对抗性体育锻炼,术后2个月,我们根据患者具体情况,有选择性地进行挂拐行走、半蹲、慢跑、游泳、骑自行车的训练。6个月后开始增加敏感性训练;术后1年恢复正常体育活动。

护士长:大家回答得都很好,通过这次查房我们也学到了很多知识,希望大家回去能好好整理及归纳,特别是前交叉韧带损伤术后康复锻炼的方法,锻炼前一定咨询医师,然后进行宣教,让患者尽快恢复膝关节的正常活动。任先生也希望您通过合理有效的康复及锻炼,早日恢复膝关节的功能,出院后能定期门诊复查,以便给您更好的建议。

患者任先生:好的,谢谢,通过你们的讲解,我学到了很多东西,手术后,我的膝关节比以前好多,也不怎么疼痛,接下来就是自己好好锻炼了。

护士长:不用客气,也谢谢您的配合,给我们提供了一个学习的机会,祝您早日康复,今日查房到此结束。

(赵　青　赵宋华)

主要参考文献

[1]　张爽,王秋勉,周春英,等.膝关节前交叉韧带损伤患者自我效能水平对术后膝关节功能恢复的影响[J].中华护理杂志,2012,47(4):332-333.

[2]　柴昉,蒋佳,陈世益.促进前交叉韧带腱骨愈合的生物治疗技术研究进展[J].中国运动医学杂志,2016,35(4):372-377.

[3]　陆俭军,邓贵全.膝关节镜下重建前交叉韧带的治疗进展[J].华夏医学,2012,25(6):953-955.

[4]　管清丽,潘昭勋,谭树敬,等.护理康复路径管理对促进膝前交叉韧带本体感觉功能恢复的影响[J].护理管理杂志,2014,14(7):500-501,511.

[5]　焦华琳,杨京春.膝关节镜术后不同冰敷时间的疗效对比分析[J].护理学杂志,2013,28(6):24-25.

第十八节　股骨粗隆间骨折

> **查房内容**：老年股骨粗隆间骨折患者术后并发症的预防及护理
> **查房形式**：三级查房
> **查房地点**：骨科四病区
> **参加人员**：护士长、主管护师小张、责任护士小丁、护士小刘、护士小翟、护士小崔、护士小王、实习护士小康

护士长：股骨粗隆间骨折，又称股骨转子间骨折，是指股骨颈基底至小粗隆水平之间的骨折，属于关节囊外骨折，好发于老年患者。对于青年患者而言，股骨粗隆间骨折多因高能量损伤所致，多合并有其他部位损伤。老年患者常合并有骨质疏松症，轻微外力即可造成股骨粗隆间骨折并且骨折大多为不稳定骨折，非手术治疗需长期卧床，容易导致深静脉血栓、坠积性肺炎、压疮等一系列并发症。随着社会人口的老龄化，股骨粗隆间骨折的发病率逐年递增，严重影响老年人的生活质量。Lin 等报道非手术治疗所引起的髋内翻等并发症发生率高达 50%，死亡率也高达35%。19 床陈大爷就是一个股骨粗隆间骨折的患者，为了更加详细了解该疾病的发生、发展、治疗和护理，现在咱们去病房进行一次教学查房。

责任护士小丁：陈大爷，您好，术后 3 天了，昨晚休息得好吗？

患者陈大爷：还好，就是还有一点痛。

责任护士小丁：哦，我是您的责任护士，在您住院期间由我负责您的所有护理、康复和健康指导，有什么不舒服的，一定要及时告诉我啊。今天护士长带领大家来到您的床头做一次教学查房，这次查房的目的是让您和您的家人及我们护士对股骨粗隆间骨折这个疾病有一个更深刻的了解，了解股骨粗隆间骨折术后护理及康复指导。

患者陈大爷：好的，我也想知道自己摔了一跤怎么就骨折了？听樊医师说还是什么股骨粗隆间骨折。

护士长：股骨粗隆间骨折是老年人常见损伤，由于粗隆部血供丰富，骨折后极少不愈合，但甚易发生髋内翻，高龄患者长期卧床引起并发症较多，病死率为 15%～20%。手术可以有效提高患者生活质量，下面我们

请责任护士小丁详细介绍一下患者陈大爷的病史。

责任护士小丁:患者陈大爷,78 岁,男性,因 2016 年 3 月 5 日在家中不慎跌倒,致右髋部疼痛、活动受限 4 小时,活动时髋关节疼痛剧烈并活动受限,不能站立行走,行髋部 X 线检查:髋内翻,右股骨粗隆间骨质连续性中断,断端略错位,周围见游离小碎骨片,周围软组织肿胀,急诊以"右股骨粗隆间骨折"平车推入收治我科。患者既往体健,无高血压、冠心病等慢性病史。否认肝炎、结核等传染病史。无药物过敏史,否认其他外伤手术史。糖尿病病史 10 年,自行口服二甲双胍控制血糖。入院查体:体温 36.5℃,脉搏 70 次/分,血压 115/72mmHg,体重 80kg。患者营养良好,发育正常,痛苦面容,强迫体位,神志清晰、语言流利,检查配合。专科查体:脊柱无畸形,无压痛、叩击痛,无下肢放射痛,腰椎活动度正常。双上肢无畸形,各关节活动度良好,肌力、肌张力正常。骨盆无畸形,无压痛,挤压分离试验阴性。右下肢外旋、短缩畸形,右下肢较左下肢短缩 2cm,右髋部肿胀,压痛、叩击痛阳性,右下肢纵向叩击痛阳性,右足趾感觉运动及末梢血供良好。左下肢无畸形,远端感觉运动及血供良好、双侧肱二头肌腱反射正常,左膝腱、跟腱反射正常。双侧 Hoffman 征阴性,左侧 Babinski 征阴性。患者入院后查血示 D-二聚体 2132ng/ml,复查后示 1721ng/ml,双下肢血管彩超提示:双下肢深浅静脉回流通畅,骨密度检查示中度骨质疏松。低分子肝素钙 5000U 皮下注射 2 次/日抗凝治疗,麻醉科及血管外科会诊指示无手术禁忌。患者于 3 月 11 日在硬膜外麻醉下行右股骨粗隆间骨折牵引复位髓内钉内固定术,术后 12:00 安返病房,测体温 36.7℃,脉搏 80 次/分,血压 125/72mmHg,血氧饱和度 98%,给予多功能监护仪持续监测,持续低流量吸氧,氧流量 2L/min,患者切口敷料整洁,患肢抬高,两膝间垫软枕,保持患肢外展中立位,患肢足趾感觉运动正常,末梢血供好,给予留置尿管,尿管在位通畅,尿色清,给予尿道口消毒 2 次/日。给予患者气垫床,骶尾部受压皮肤美皮康保护,遵医嘱给予积极抗感染、补液、控制血糖,目前血糖 7mmol/L,预防术后并发症、营养指导及功能锻炼,并给予患者自控镇痛泵及镇痛合剂联合镇痛,疼痛评分 3 分。

护士长:通过责任护士小丁的病情介绍,大家对病情有了大致的了解,对于病史还有什么不清楚或者想进一步了解的?

全体护士:没有了,已经很详细了。

护士长:股骨粗隆部位于大粗隆及小粗隆之间。股骨粗隆部主要为骨松质构成,旋股外侧动脉与旋股内侧动脉在股骨粗隆间关节囊除附着处之外股骨颈基底形成动脉环,发出四组支持带动脉,供应股骨粗隆部及股骨头,由于粗隆部血供丰富,骨折后极少不愈合,但甚易发生髋内翻。高龄患者长期卧床引起的并发症较多,手术可以缩短患者卧床时间,围术期的护理至关重要,今天我们主要查房的内容也是针对股骨粗隆间骨折患者护理要点及并发症预防进行讨论。请责任护士报告一下针对陈大爷的术后病情采取了什么护理措施？效果如何？

责任护士小丁:我给大爷的护理措施如下。①监测生命体征:患者为老年人,术后 24h 给予持续低流量吸氧,2L/min,心电监测,密切监测心率、体温、脉搏、呼吸、血压、血氧饱和度的变化,特别是呼吸情况,观察有无突发胸闷、呼吸急促、呼吸困难等。术后炎症物质吸收导致的吸收热一般不超过 38.5℃,经 2～3 天抗感染治疗体温正常。②患肢感觉运动及神经监测:术后 6 小时观察患肢肌力、肌张力、浅感觉、皮肤色泽、温度、足背动脉搏动、排便及排尿等情况目前无异常发现。③体位护理:术后平卧4～6 小时,术后 1 天采用平半卧位交替。患肢下垫软枕,抬高患肢 20°～30°两膝间置软枕,保持患肢 15°～20°外展中立位,翻身时两腿中间垫一软枕。现每 2 小时翻身 1 次,骶尾部无压疮的发生。④切口的观察:保持切口敷料干燥,若被尿液浸湿,应立即予以更换,观察切口处无红肿、疼痛、渗液等情况。⑤疼痛的护理:陈大爷术后我们采用的是多模式联合镇痛的方法,效果不错。⑥饮食指导:严格按糖尿病饮食控制血糖,6 次/日血糖监测,目前血糖控制在可接受水平。由于陈大爷中度骨质疏松,现指导患者进高蛋白、高热量、富含维生素的食物,以增强机体的抵抗力,鼓励患者进食易消化食物,如瘦肉、蛋、豆、新鲜水果、海产品、牛奶等,以增加营养,提供充足的钙源,进食粗纤维素类食物预防便秘,鼓励患者多饮水。

护士长:我们知道疼痛是第五大生命体征,目前患者采用的是多模式联合镇痛的方法,我们护士作为疼痛的管理者,如何正确评估就非常重要。因为评估是疼痛处理的关键第一步,评估不仅可以识别疼痛的存在,还有助于疼痛治疗效果的评价。张护士,你能给我们介绍一下如何对患者进行疼痛程度的评估吗？

主管护师小张:好的,疼痛评估应选择患者最容易理解的方法,我们现在选用的是数字评定量表,数值为 0～10,可以让患者体会其疼痛在某个数值上,护理中根据数值的变化采取相应的措施。如 0 代表无痛;1～3代表轻度疼痛,可忍受,能正常生活睡眠;4～6 代表中度疼痛,影响睡眠需用镇痛药;7~10代表重度疼痛,严重影响睡眠需用麻醉镇痛药。

护士长:陈大爷,你现在感受到的大概是几分呢?

患者陈大爷:我现在感觉可忍受,在3分的位置上。

护士长:对于疼痛我们除了做好评估,还需要监测患者生命体征变化。术后严密监测患者生命体征、呼吸方式和血氧饱和度变化,观察局部手术切口、肌肉紧张度、面部表情、掌心出汗等间接评估疼痛程度。如剧烈疼痛时交感神经兴奋可引起心率加快>120次/分、血压升高、呼吸频率加快等变化,应用有效镇痛措施后,生命体征趋于稳定状态。

护士小刘:护士长,我们还要注意观察患者的体位,因疼痛时患者常采取强迫体位;要注意患者睡眠和休息是否受影响;了解有无恶心、呕吐等胃肠功能紊乱情况。同时注意观察患者情绪反应如焦虑、愤怒、恐惧等。

护士长:术后我们为陈大爷采用的是多模式联合镇痛,我们请责任护士小丁来具体给大家讲解一下你是如何进行管理的。

责任护士小丁:陈大爷术后我们采用的多模式联合镇痛,是通过自控镇痛泵联合口服镇痛药及镇痛合剂联合术后疼痛干预。①患者自控镇痛(patient controlled analgesia,PCA):PCA是一种患者根据自己疼痛需要而自我控制给药时机和剂量的镇痛方法。PCA最大限度地保障了最低的有效镇痛的血药浓度,避免了血药浓度的大幅度波动。而且PCA方便快捷,反应迅速,能将镇痛药用量的个体差异性降低到最低程度,减少护理工作者的工作量及避免患者反复肌内注射的痛苦。由于PCA可应用较少的镇痛药达到较有效快速的镇痛效果,因此,在镇痛药的不良反应方面反而较传统的间断肌内注射的方法更少发生。②患者术后疼痛常持续24~48h,评估患者轻度疼痛我们给予洛索洛芬钠片口服,疼痛较剧烈时我们给予镇痛合剂缓慢静脉滴注。两种方法联合使用,患者疼痛分值较低,在可耐受范围内。

护士长:好的。大家针对患者的疼痛护理还有什么要补充的吗?

护士小刘:我们首先应该做好患者及家属的宣教工作。因为疼痛是患者的主观感觉,护士应指导患者正确表达所感受的疼痛,而不应该鼓励患者忍耐,改变过去"手术后疼痛是正常的,患者应忍耐疼痛不该抱怨"的陈旧观念。让患者对术后疼痛有控制感,以消除对疼痛的恐惧、焦虑、无助感,从而有效地控制疼痛以利于机体康复。其次,教会患者咳嗽或做深呼吸时用手或枕头按住切口以防牵扯缝线引起伤口疼痛的方法,协助并指导患者翻身。再次,采取听力分散法,针对陈大爷的兴趣,让他收听京剧、新闻等转移患者的注意力,从生理及心理上让患者保持镇静和松弛,从而减轻疼痛程度。

护士长:由于陈大爷这种高龄骨折的患者术后需长期卧床,会带来什么并发症? 又怎么预防呢?

主管护师小张:护士长,我觉得高龄患者术后卧床最重要的并发症就是深静脉血栓,由于患者是老年人,又长期卧床,加之手术血管壁的损伤,很容易出现深静脉血栓。术后我们从物理及药物方面分别给予抗血栓治疗。具体方法如下:①基本预防:首先,我们对患者进行深静脉血栓的宣教,讲解血栓的危害性及致命性,指导患者在耐受范围内勤翻身,做深呼吸及有效咳嗽动作,麻醉清醒后嘱患者进行下肢的主动功能锻炼、踝关节踝泵运动、股四头肌等长收缩。其次,术后抬高患肢,降低深静脉回流障碍,通过饮食指导控制血糖血脂。再次,术后适度补充液体,调节水电解质平衡。②物理预防措施:从患者入院我们就给予陈大爷穿下肢压力梯度弹力袜、气压泵按摩等方法,利用物理原理促使下肢静脉血液回流速度增加,减少血液滞留。给予气压泵按摩,每天 2 次,每次 30 分钟。③药物预防措施:按医嘱给予陈大爷低分子肝素钙 5000U 皮下注射 2 次/日抗凝治疗,并每日监测患者腿围,D-二聚体,必要时给予下肢血管超声,监测患者下肢血流情况。

实习护士小康:张老师,您说到预防血栓要每日监测患者腿围,又是怎么监测的呢?

主管护师小张:为了保证监测的准确性,我们必须每天选择一个共同的位置。大腿周径的测量点为髌骨上缘以上 15cm,小腿周径的测量点为髌骨下缘以下 10cm 处。双侧相差 1cm 即有意义。一般我们监测的是小腿周径。

护士长:小张已经和大家详细讲解了深静脉血栓的有效预防方法,我想问大家为什么陈大爷存在术后血栓的风险呢?

责任护士小丁:深静脉血栓形成的病变基础是静脉损伤、静脉血流淤滞及血液高凝状态,大量的科学研究表明,年龄、急性呼吸衰竭、充血性心力衰竭、长时间制动、卒中、瘫痪、深静脉血栓病史、肿瘤、化疗、急性感染、严重脱水、激素治疗、静脉曲张、肾病综合征、髋部或膝部骨折、髋部及膝关节置换、大的普通外科手术、中心静脉置管、口服避孕药、妊娠、产褥期、卧床大于 3d、腹腔镜手术、肥胖等都是发生的高危因素。

护士长:好的,小丁已经详细为我们讲解了深静脉血栓的危险因素,我们怎么才能早期发现呢?

护士小王:血栓形成早期可以没有明显症状,这是静脉血栓容易被忽略的原因之一。挤压小腿腓肠肌时深部出现疼痛往往提示小腿静脉血栓形成。单侧下肢(左下肢多见)出现肿胀、疼痛。一旦怀疑有深静脉血栓,就尽早监测血液 D-二聚体,B 超探测深静脉以明确诊断。大部分深静脉血栓病例就可以得到明确诊断。像患者陈大爷,术前就主诉右下肢胀痛,而且患者的 D-二聚体高达 2132ng/ml,我们给予下肢血管彩超检查,还好彩超提示:双下肢深浅静脉血流都是通畅的。

患者陈大爷:哦,原来是这样啊,我也听明白了,姑娘们放心啊,我要是有什么不舒服,腿痛或小腿胀痛一定早点告诉你们,咱们也做个 B 超看看是不是有血栓。

护士长:陈大爷,您可真棒!这您都听明白了,您啊,做完手术后可不能总是在床上躺着啊,要坐起来,术后不仅容易出现深静脉血栓,还容易出现肺部感染呢,小刘,你来给我们讲讲,术后如何预防肺部感染呢?

护士小刘:好的,护士长,因为老人家术后长期卧床,肺部处于一个平位,很容易出现肺部一系列并发症,我们需要指导患者术后进行有效的咳嗽练习、综合呼吸操练锻炼、缩唇呼吸、吹气球等。并定时给予患者翻身叩背,协助有效排痰。其实肺功能的锻炼也就是通过呼吸功能训练促进肺扩张,增加肺活量,提高有效肺通气,改善肺功能,使患者在术后早期能有效地清除呼吸道分泌物,保持气道通畅,促进肺复张,预防肺部感染。具体方法有①吹气球:患者取坐位,先吸一口气,然后尽力将肺内气体吹入气球内。②深呼吸运动:患者平卧,嘱患者做最大努力吸气,护士将双手置于患者胸部高 1cm 处,扩胸以胸部触及双手掌心,呼气时用双手向前挤压前胸部和腹部,抬高膈肌,帮助呼出残气。③有效咳嗽:先深吸一口气,在吸气终末屏气片刻然后爆发性咳嗽,将气道内分泌物咳出。④腹式呼吸训练:用鼻吸气口呼气。深吸气(鼓起腹)3~5 秒,屏息 1 秒,然后慢呼气(回缩腹)3~5 秒,屏息 1 秒。一呼一吸掌握在 15 秒左右。陈大爷已经学会并能正确完成动作。

护士长:很好,压疮也是老年卧床患者很容易出现的并发症之一,小张,你来给大家讲讲你们是如何进行压疮的管理。

主管护师小张:好的,护士长。首先我们十分关注压疮的危险因素,导致压疮主要有压力因素、营养状况、皮肤抵抗力降低 3 个危险因素。

①压力因素包括垂直压力:它是引起压疮最主要的原因,是局部组织遭受持续性垂直压力,特别在股骨粗隆凸出处如长期卧床或坐轮椅、夹板内衬垫放置不当、石膏内不平整或有渣屑、局部长时间承受超过正常毛细血管的压迫,均可造成压疮;还有就是摩擦力,摩擦力作用于皮肤,易损害皮肤的角质层。当患者在床上活动或坐轮椅时,皮肤可受到床单和轮椅垫表面的逆行阻力摩擦,皮肤被擦伤后受到汗、尿、粪等的浸渍时,更易发生压疮;剪切力的存在也是个值得重视的因素,它与体位关系密切,例如平卧抬高床头时身体下滑,皮肤与床铺出现平行的摩擦力,加上皮肤垂直方向的重力,就会导致剪力的产生,引起局部皮肤血循环障碍而发生压疮。②营养状况:全身营养缺乏,肌肉萎缩,受压处缺乏保护,如长期发热及恶病质等。全身营养障碍,营养摄入不足,出现蛋白质合成减少、负氮平衡、皮下脂肪减少、肌肉萎缩,一旦受压,骨隆突处皮肤要承受外界压力和骨隆突处对皮肤的挤压力,受压处缺乏肌肉和脂肪组织的保护,引起血循环障碍出现压疮。③皮肤抵抗力降低:皮肤经常受潮湿、摩擦等物理性刺激(如石膏绷带和夹板使用不当、大小便失禁、床单皱褶不平、床上有碎屑等),使皮肤抵抗力降低。

　　针对陈大爷,术后我们首先做好了压疮的风险评估,从患者感觉、运动量、控制力、湿度、营养、摩擦力及剪切力 7 个方面进行压疮风险评估,根据评估,患者为较高危险,我们给予了气垫床,美皮康保护受压皮肤,定时给予翻身按摩,减轻骶尾部受压,保持床单位的干燥整洁,并给陈大爷进行饮食指导,加强营养。班班交接患者皮肤情况,并督促翻身按摩减轻受压,目前皮肤情况处于正常状况。

　　责任护士小丁:我们还会教患者一些功能锻炼的方法来预防皮肤受压,如手术当日 6h 后,指导患者进行主动或被动的足趾及踝关节屈伸运动,每次活动到肌肉有酸胀感觉为宜,5～10 次/组,5～10 组/天。术后第 1 天,继续进行足趾及踝关节屈伸运动锻炼,并进行患肢股四头肌的等长收缩,指导家属协助患者从足跟开始做压力递减的小腿肌肉挤压运动,每天 3～5 次,每次 10～15 分钟。术后第 2 天,逐渐增加半卧位的高度,延长半卧位时间,不间断进行患肢股四头肌的等长收缩、直腿抬高运动及利用牵引床吊环抬高上半身及臀部运动。术后第 3 天,开始练习膝关节、髋关节屈曲,角度逐日增加 5°～10°,协助患者坐起,鼓励其独立完成床上洗漱、饮水、进食等可自行完成的日常生活。术后 5～7 天,在医师的协助下,指导患者扶步行器下地站立,不负重在床边活动,注意有专人防护,防止二次跌倒导致的二次骨折。术后 2 周,指导患者在步行器的帮助下自行练习行走,每日下地活动 2~3 次,每次 5~10 分钟。术后 6~8 周可开始患肢负重功能锻炼,但是必须在复查 X 线片示骨折愈合后进行。

患者陈大爷:原来术后有这么多的功能锻炼呢,我一定好好配合,争取早日下床。

护士长:我想借今天查房之机,大家共同强化复习国际压疮最新分类概念,以方便今后评估所用,大家来一道说一说。

众护士:①可疑的深部组织损伤皮下软组织受到压力或剪切力的损害:局部皮肤完整但可出现颜色改变如紫色或褐红色或导致充血的水疱。与周围组织比较,这些受损区域的软组织可能有疼痛、硬块,有黏糊状的渗出、潮湿、发热或冰冷。②第一期压疮淤血红润期:"红、肿、热、痛或麻木,持续 30min 不褪"在骨隆突处的皮肤完整伴有压之不褪色的局限性红斑。深色皮肤可能无明显的苍白改变,但其颜色可能与周围组织不同。③第二期压疮炎性浸润期:"紫红、硬结、疼痛、水疱",真皮部分缺失,表现为一个浅的开放性溃疡,伴有粉红色的伤口床(创面),无腐肉,也可能表现为一个完整的或破裂的血清性水疱。④第三期压疮浅度溃疡期:表皮破损、溃疡形成。典型特征:全层皮肤组织缺失,可见皮下脂肪暴露,但骨头、肌腱、肌肉未外露,有腐肉存在,但组织缺失的深度不明确,可能含有潜行和隧道。⑤第四期压疮坏死溃疡期:侵入真皮下层、肌肉层、骨面、感染扩展,典型特征:全层组织缺失,伴有骨、肌腱或肌肉外露,伤口床的某些部位有腐肉或焦痂,常常有潜行或隧道。⑥无法分期的压疮典型特征:全层组织缺失,溃疡底部有腐肉覆盖(黄色、黄褐色、灰色、绿色或褐色)或者伤口有焦痂附着(炭色、褐色或黑色)。

护士长:大爷,谢谢您的理解和配合,相信在我们的共同努力下,您一定会很快康复出院的。最后再次提醒您:下地活动时,身边一定要有家人陪同,防止跌倒导致的二次骨折,千万注意啊。好了,今天的查房大家准备得很充分,相信大家也收获了很多知识,查房到此结束,谢谢大家。

(秦柳花　霍丽涛)

主要参考文献

[1] Brauer CA,Coca Perraillon M,Cutler DM,et al.Incidenceand mortality of hip fractures In the United States[J].JA-MA,2009,302(14):1573-1579.

[2] Kannus P,Parkkari J,Sievanen H,et al.Epidemiology of hip fractures[J].Bone,

1996,18:57-63.

[3] 高令军,裴世静,戴戎.青年与老年人股骨距的显微结构特征及临床意义[J].中华骨科杂志,1999,19:303-306.

[4] LIN PC,Chang SY.Functional recovery among elderypeople one year after hip fracturesuigery[J].J Nurs RES ,2004,12(1):72-82.

[5] Cushman M.Epidemiology and Risk Factors for Venous Thrombosis[J].Semin Hematol,2007,44(2):62-69.

[6] Kahn SR,Shbaklo H,Lamping DL,et al.Determinants of health-relatedquality of life during the 2 years following deep vein thrombosis[J].JTH,2008,6:1105-1112.

[7] ZhiGang Wang,et al.Apolipoprotein E polymorphism is associated with lower extremity deep venous thrombosis:color-flow Doppler ultrasound evaluation [J].Lipids in Health and Disease,2014,13(21):1-5.

[8] Nordstrom M,Lindblad B,bergqvist D,et al.A prospective study of the oncirence of deep-vein thrombosis within a defined urban population[J].J Intern Med,1992,232:155-160.

[9] Anderson FA Jr, Wheeler HB, Goldberg RJ, et al. A population-based perspective of the hospital incidence and case-fatality rates of deep vein thrombosis and pulmonary embolism[J]. The Worcester DVT Study. Arch Intern Med,1991,151:933-938.

[10] Baker LW and Prajapat DK. Deep vein thrombosis in African and Indian patients[J].S avr J Surv,1974,12:127-131.

[11] Zhu T,Martinez I,Emmerich J.Venous thromboembolism:risk factors for recurrence[J].Arterioscler Throb Vase Biol,2009,29:298-310.